ケア環境別 できる感染対策

急性期病院 慢性期病院 在宅

Q&Aで学ぶ ケア環境別感染防止のポイント

浜松医療センター 副院長 兼 感染症内科長 兼 衛生管理室長 矢野邦夫
浜松市リハビリテーション病院 感染管理認定看護師 兼 看護課長 埋田聖子
著

リーダムハウス
READ&M

はじめに

現在，医療機関では医療の機能分担が求められてきており，病棟単位で医療機能を明示する方策がとられ始めています。医療機能には「高度急性期機能」「急性期機能」「回復期機能」「慢性期機能」があります。1 つの病院が急性期機能および回復期機能を持つ病棟を抱えることは十分にありますが，（高度）急性期機能にシフトしている病院や回復期・慢性期機能に重点を置く病院の方が多いと思います。

（高度）急性期病院では回復もしくは改善が見込まれる患者に対して，集中的なケアを提供しており，高度なテクノロジーが不可欠です。回復期・慢性期病院は（高度）急性期機能病院で確立したケアプランを実施し，慢性状態を評価しているので，患者が何ヵ月も滞在することがあります。そのため，低テクノロジーであるものの，快適であり，かつ尊厳および患者権利が守られていなければなりません（Smith PW, et al. Am J Infect Control 2008; 36: 504-35）。

院内感染については，回復期・慢性期病院においても（高度）急性期病院にみられるような感染症が発生することがあります。しかし，回復期・慢性期病院でも（高度）急性期病院と同レベルの感染対策が絶対に必要かというと，必ずしもそうではありません。（高度）急性期病院では脆弱で感染症を合併すると重篤になりやすい患者が入院しています。回復期・慢性期病院では比較的安定して，病原体を保菌しても何とか耐えられる患者が多く入院しています。また，支払いシステム，検査やレントゲンの利便性，看護 - 患者比などが異なり，資金源からみても（高度）急性期病院で行われている感染対策をすべて実施することは非現実的です。やはり，施設の規模，財源，病状，地域の感染の問題に基づいて変更・適用していくことが大切です。

本書は感染対策についての疑問を「（高度）急性期病院」「回復期・慢性期病院」「在宅」の立場でそれぞれ回答するようにしました。「（高度）急性期病院」での感染対策は米国疾病管理予防センター（CDC：Centers for Disease Control and Prevention）のガイドラインを参考にしていますが，「回復期・慢性期病院」「在宅」での感染対策は現在の日本における状況を鑑みて一つの意見として提示しました。回復期・慢性期病院といっても患者の状況は異なっているので，臨床現場ではさらに現状に合わせて感染対策を構築していただきたいと考えます。

本書が回復期・慢性期病院における感染対策の座右の書になることを希望します。最後に，このような企画を提示していただいた（株）リーダムハウスの多賀友次氏に心から感謝の意を表します。

2014 年 10 月吉日

浜松医療センター　**矢野邦夫**
浜松市リハビリテーション病院　**埋田聖子**

目次

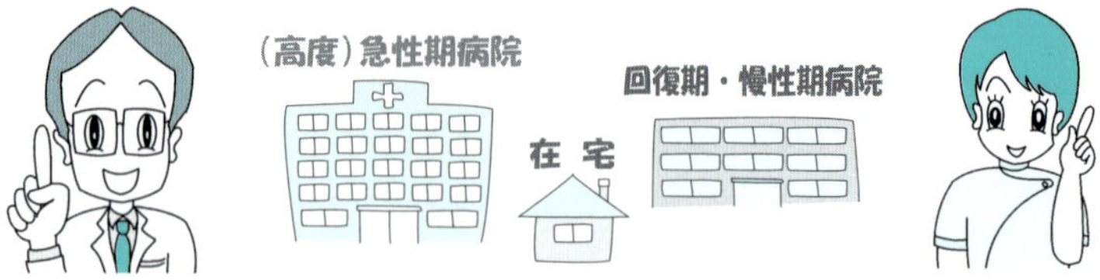

Ⅰ．手指衛生

手洗いと手指消毒

手指の管理

容器の管理

Ⅱ．個人防護具

個人防護具の着用について

手袋

マスク

I．手指衛生

手洗いと手指消毒
手指の管理
容器の管理

手洗いと手指消毒❶

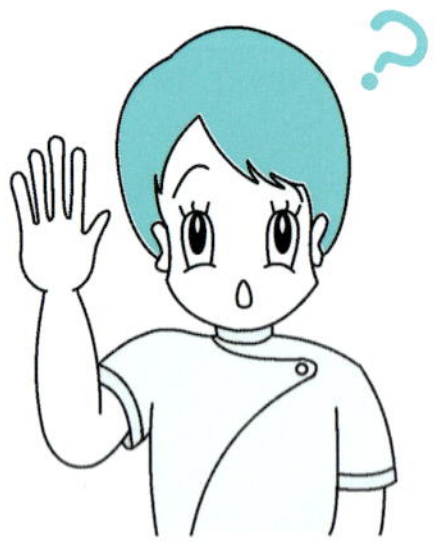

Question 1

どんな時に手洗いをして，どんな時に手指消毒をしますか？

ケア環境別	ズバリ！ここが感染対策のポイント
(高度)急性期病院	基本的にはアルコール手指消毒をします。石鹸と流水による手洗いが必要な場合は，手に有機物が付着しているとき，有芽胞菌に曝露したとき，ノロウイルス胃腸炎の患者をケアしたときです。
回復期・慢性期病院	同上。
在宅	同上。

Answer

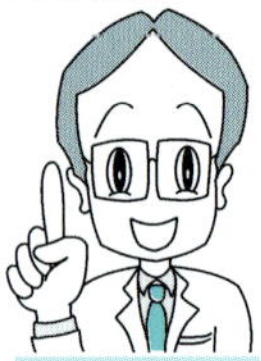

解説

手指衛生についてはCDCおよびWHOがガイドラインを公開しています[1,2]。どちらのガイドラインも「手が肉眼的に汚れていなければ，**アルコール手指消毒**を行い，手が肉眼的に汚れているか蛋白性物質で汚染された場合には**石鹸**と**流水**にて手洗いする」としています。これに加えて，CDCは炭疽菌に曝露した場合には石鹸と流水にて手洗いすることを推奨しています[1)]。アルコールは**芽胞**への活性が低いので炭疽菌に曝露した場合には石鹸と流水を用いた手洗いという機械的な除去のほうが望ましいからです。WHOもまた有芽胞菌（クロストリジウム・ディフィシルなど）に曝露した場合には石鹸と流水にて手洗いすることを推奨していますが，さらにトイレを使用した後にも手洗いをすることを付け加えています[2)]。ノロウイルスはアルコールに抵抗性があるのでノロウイルス胃腸炎の患者のケアのときも石鹸と流水による手洗いが推奨されます[3)]。

このような手指衛生の原則は（高度）急性期病院および回復期・

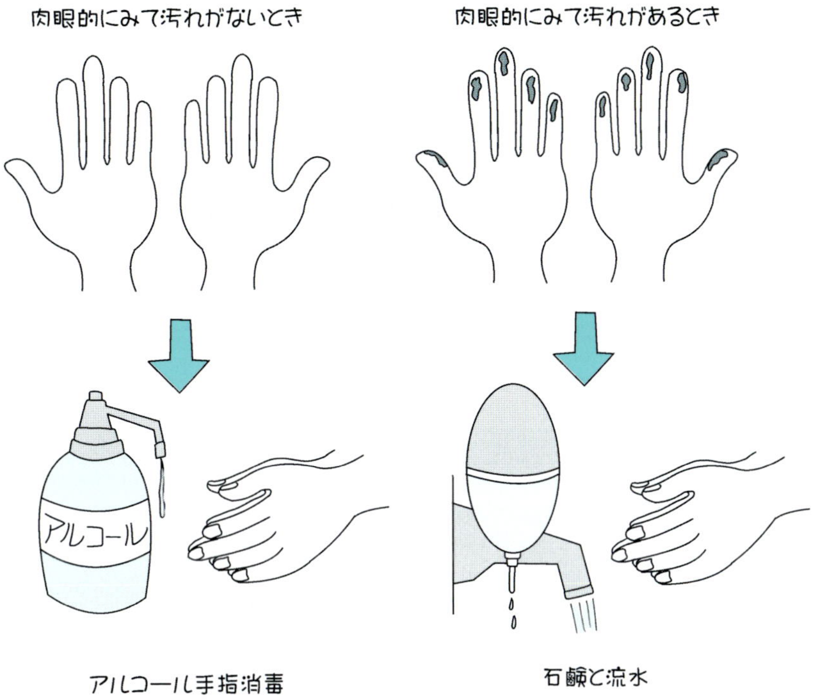

慢性期病院では共通のものとなります。一般家庭においては，アルコール手指消毒薬が設置されていることはほとんどないので，日常的には石鹸と流水による手洗いになります。しかし，何らかの疾患をもった患者が在宅医療を必要としている状況においてはアルコール手指消毒薬を用意しておき，医療施設と同レベルの手指衛生を実施しなければなりません。手指衛生は最も重要な感染対策なので，これについては在宅医療と言えども簡略化はできないのです。

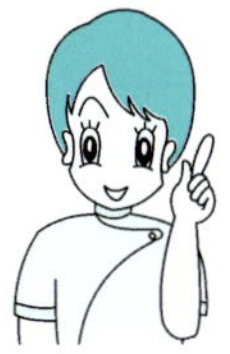

●文献

1）CDC. Guideline for hand hygiene in health-care settings. http://www.cdc.gov/mmwr/PDF/rr/rr5116.pdf

2）WHO. Guidelines on hand hygiene in health care.
[Full version] http://whqlibdoc.who.int/publications/2009/9789241597906_eng.pdf
[Summary]http://whqlibdoc.who.int/hq/2009/WHO_IER_PSP_2009.07_eng.pdf

3）CDC. Updated norovirus outbreak management and disease prevention guidelines.http://www.cdc.gov/mmwr/pdf/rr/rr6003.pdf

手洗いと手指消毒❷

Question 2

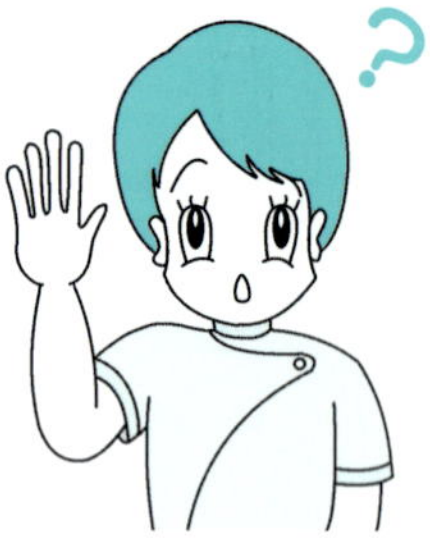

石鹸と流水による手洗いとアルコール手指消毒はどちらのほうが効果がありますか？

ケア環境別	ズバリ！ここが感染対策のポイント
（高度）急性期病院	石鹸と流水による手洗いが十分行われていれば問題ありませんが，日常の多忙な業務の中では難しい行為と思われます。アルコールを用いれば短時間での手指衛生が可能になるので，アルコールによる手指消毒のほうが効果的と言えます。
回復期・慢性期病院	同上。
在宅	「石鹸と流水による手洗い」と「アルコールによる手指消毒」では利用しやすいほうを用いてください。十分な手指衛生が大切です。

Answer

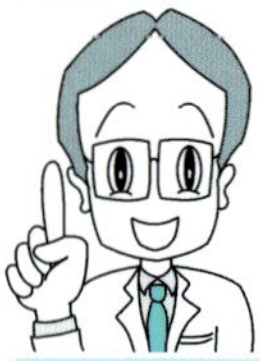

解説

医療機関における手指衛生には「石鹸と流水による手洗い」と「アルコールによる手指消毒」の２つがありますが，CDC は後者を優先的に実施することを推奨しています[1)]。その理由を３つあげます。

❶「アルコールによる手指消毒」は「石鹸と流水による手洗い」よりも殺菌効果が高いことが知られています。実際，手を石鹸と流水で 15 秒間洗っても皮膚の細菌数は 1/4 ～ 1/12 にしか減少しません。30 秒間でも 1/63 ～ 1/630 程度の減少です。一方，アルコールは汚染した手の細菌数を塗布後 30 秒後で約 3,000 分の 1 に減少させ，1 分後では 1 万～ 10 万分の 1 に減少させることができるのです[2)]。

❷アルコール手指消毒薬は手を清潔にするのに要する時間を短縮することができます。集中治療室での研究によると，看護師が患者のベッドサイドを離れて手洗い場まで歩き，手を

洗って患者の看護に戻るまでに，平均 62 秒を要しました。しかし，ベッドサイドのアルコール手指消毒薬を用いたところ時間を 4 分の 1 に短縮できたのです[3)]。

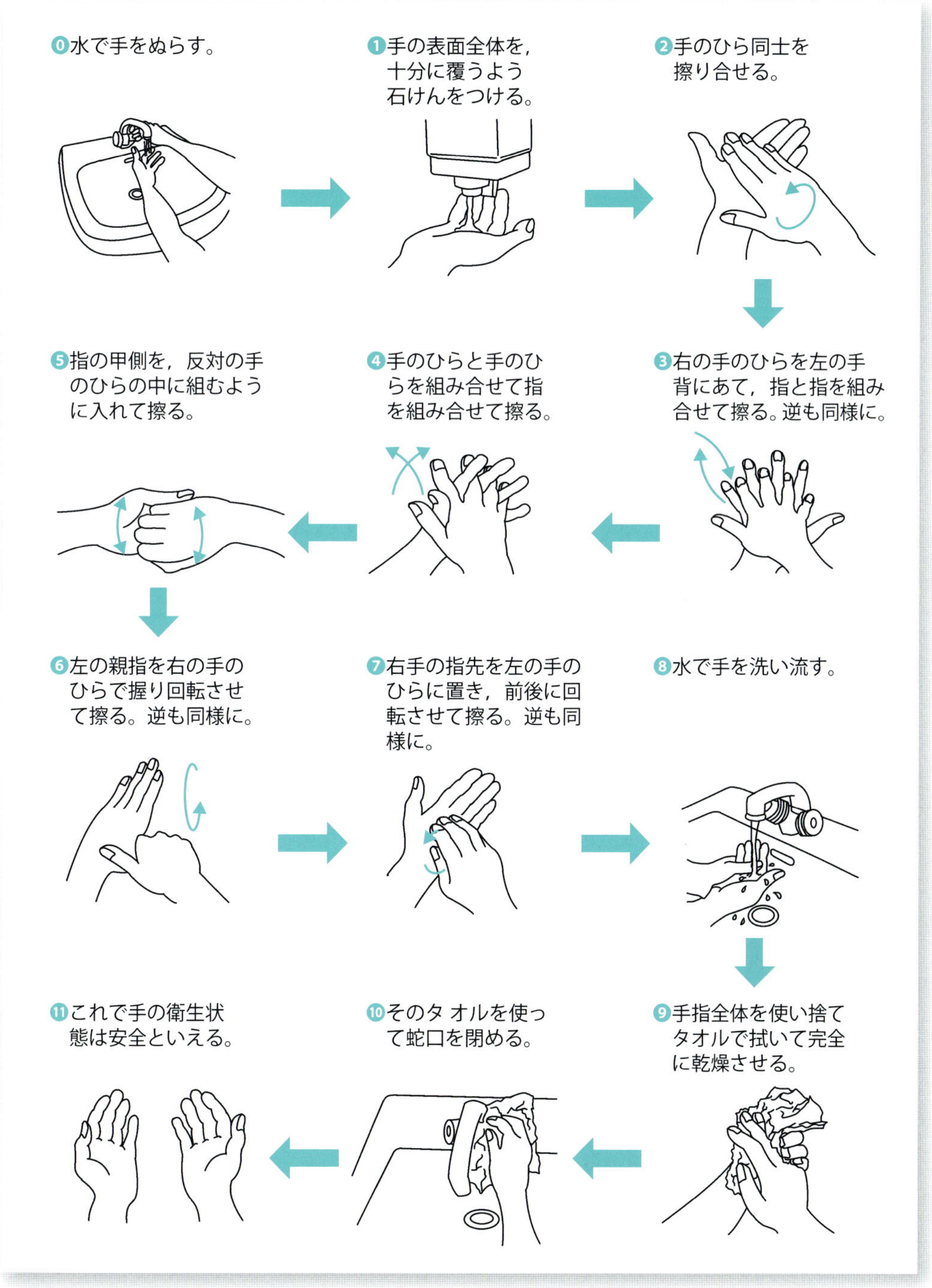

図 1　石鹸と流水を用いた手洗い

❸濡れている手指は微生物を伝播する媒介物になります。「微生物で汚染した布」に手を触れたあとに，「清潔な布」に手を触れて，微生物がどの程度伝播するのか調査した研究があります[4)]。その結果，布または手が湿っていると多くの微生物が伝播しました。乾いた手よりも湿った手のほうが微生物を容易に移動させるのです。石鹸と流水のあとの手拭きには時間を要するのに比較して，アルコールを用いれば手指はすぐに乾燥するので日常診療ではアルコールのほうが有利なのです。

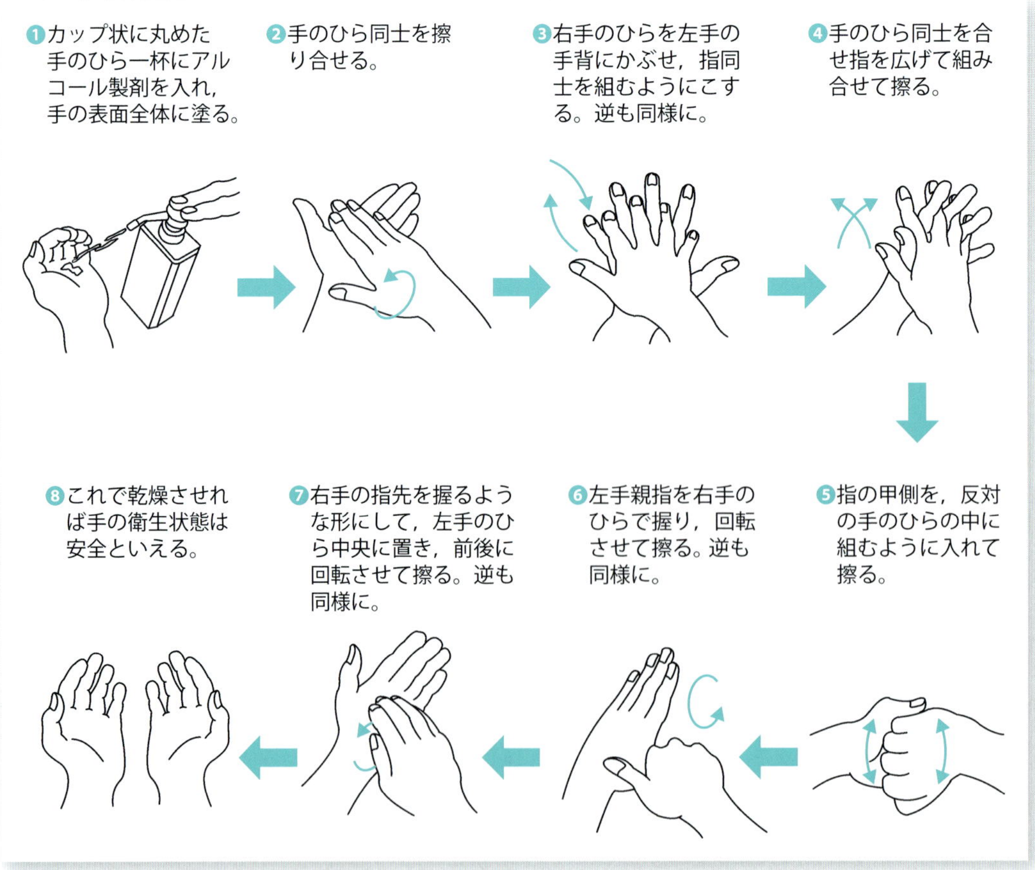

図2 アルコールを用いた手指消毒

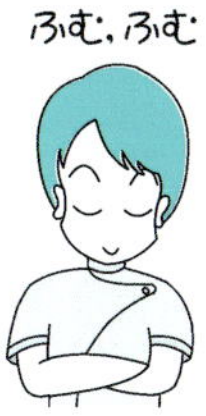

これらに加えて，WHO は「**保湿剤**を含んだアルコール手指消毒薬のほうが手荒れ対策に有効である」「アルコールを用いれば特別な設備（上水道システム，洗面台，石鹸，ハンドタオルなど）は必要ない」ということを強調しています[5)]。従って，「石鹸と流水による手洗い」と「アルコールによる手指消毒」では後者のほうが効果的ということになります。

（高度）急性期病院および回復期・慢性期病院では多くの患者が入院もしくは入所しているので，患者をケアするスタッフの手指衛生が不十分になる状況は避けなければなりません。そのため，アルコール手指消毒が最も適切となります。一方，在宅医療においては患者は 1 人のみですので，他の患者からの病原体の伝播の心配はありません。しかし，患者をケアする家族からの伝播はあるので，手指衛生は在宅医療であっても徹底しなくてはなりません。ただ，複数の患者をケアしなければならないという多忙な状況はないので，在宅では石鹸と流水による手洗いでも十分かもしれません。手指衛生が徹底されるならば「石鹸と流水による手洗い」と「アルコールによる手指消毒」のどちらでもよいでしょう（図 1，図 2）。

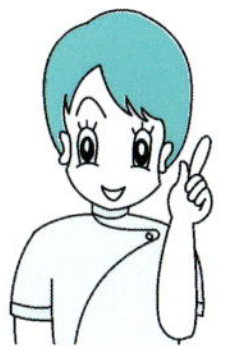

●文献

1）CDC. Guideline for hand hygiene in health-care settings. http://www.cdc.gov/mmwr/PDF/rr/rr5116.pdf

2）Rotter M. Hand washing and hand disinfection [Chapter 87]. In: Mayhall CG, ed. Hospital epidemiology and infection control. 2nd ed. Philadelphia, PA: Lippincott Williams & Wilkins, 1999.

3）Voss A, et al. No time for handwashing!? Handwashing versus alcoholic rub: can we afford 100% compliance? Infect Control Hosp Epidemiol 1997;18:205-8.

4）Marples RR, et al. A laboratory model for the investigation of contact transfer of micro-organisms. J Hyg (Lond) 1979;82:237-48.

5）WHO Guidelines on hand hygiene in health care.
[Full version]http://whqlibdoc.who.int/publications/2009/9789241597906_eng.pdf
[Summary]http://whqlibdoc.who.int/hq/2009/WHO_IER_PSP_2009.07_eng.pdf

手洗いと手指消毒❸

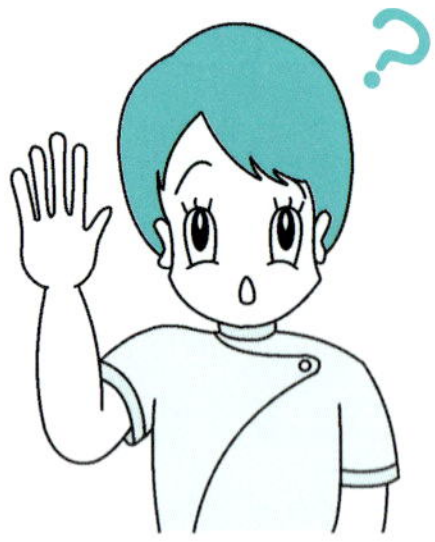

Question 3

仕事中ですが，排尿だけなので石鹸を使用しなくてもよいですか？

ケア環境別	ズバリ！ここが感染対策のポイント
（高度）急性期病院 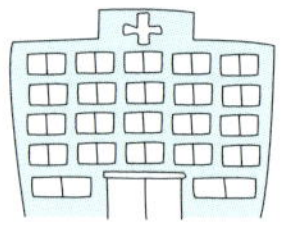	排尿時には目に見えない程度の尿が手に付着することがあります。また，トイレの周辺環境（トイレットペーパー，座椅子など）に触れて手が汚染することもあります。従って，水道水のみの手洗いで患者をケアすることは適切ではありません。石鹸を使用してください。
回復期・慢性期病院 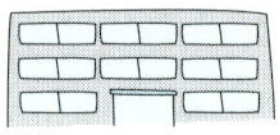	同上。
在宅 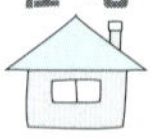	健康な人々だけが生活している家庭や職場であれば水道水のみでも問題ないかもしれません。しかし，在宅患者をケアする場合には石鹸と流水による手洗いが必要です。

Answer

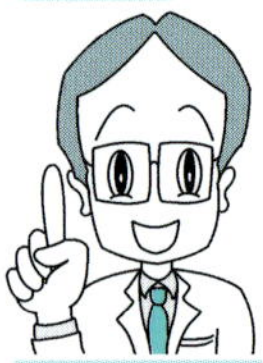

解説

手洗いは目的によって「日常的手洗い（social handwashing）」「衛生的手洗い（hygienic handwashing）」「手術時手洗い（surgical handwashing）」の３つに分けられます。

「日常的手洗い」は家庭や社会生活において食事の前や排便排尿後などに行われる手洗いで，「社会的手洗い」とも邦訳されています。一般的に石鹸と水道水または水道水のみにて行われていますが，この手洗いは手の汚れを物理的に除去しているに過ぎないので，患者ケアの前後は「衛生的手洗い」が必要となります。

「衛生的手洗い」は病棟や外来などで診療の前後に行われるもので，石鹸と流水またはアルコール手指消毒薬にて行われます。

「手術時手洗い」は手術前に行われる最も水準の高い手洗いであり，アルコールなどの手指消毒薬を用いた手洗いです。

「仕事中ですが，排尿だけなので石鹸を使用しなくてもよいです

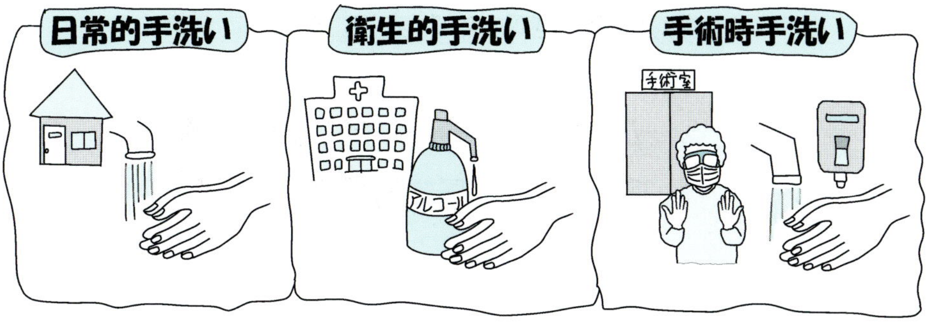

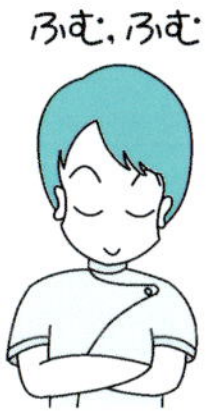

か？」という質問ですが，どのような仕事かに左右されます。会社などでの事務仕事であり，日常的な生活の一環としての手洗いであれば水道水のみでも「日常的手洗い」として成立します。また，医療従事者であっても通勤の途中にトイレに立ち寄った場合には水道水のみでもよいかもしれません。しかし，病院という脆弱な患者が多数入院している勤務場所において，患者をケアする場合には「日常的手洗い」ではなく，「衛生的手洗い」が必要となります。在宅医療であっても，やはり患者に触れるわけですから，石鹸は必要なのです。CDC は医療機関においては「手が肉眼的に汚れていなければ，アルコール手指消毒薬を用い，手が肉眼的に汚れるか蛋白性物質で汚染された場合には石鹸と流水にて手洗いすること」としています[1)]。

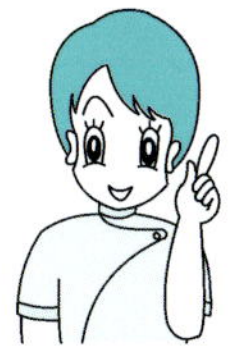

● 文献

1）CDC. Guideline for hand hygiene in health-care settings. http://www.cdc.gov/mmwr/PDF/rr/rr5116.pdf

手指の管理❶

Question 4

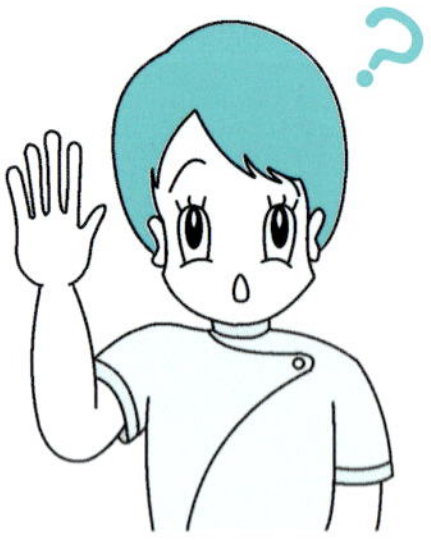

手に傷があって，絆創膏を貼っていますがよいですか？

ケア環境別	ズバリ！ここが感染対策のポイント
（高度）急性期病院 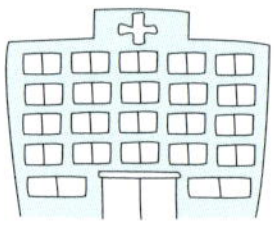	絆創膏部分は手指衛生が不十分となり病原体が残りやすくなります。このような場合には未滅菌手袋を着用して絆創膏が患者に触れないようにします。
回復期・慢性期病院 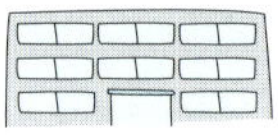	同上。
在宅 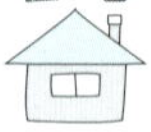	健康な人々の日常生活においては問題ありません。しかし，在宅医療をするならば未滅菌手袋を着用して，絆創膏が患者に触れないようにします。

Answer

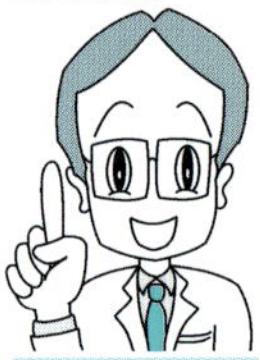

解説

絆創膏のような粘着性のあるものにはカビなどの微生物が付着していることがあります。一例をあげてみましょう[1)]。1977年7月19日～9月15日の期間にミネソタ州の病院の6人の患者においてクモノスカビ属による手術部位感染が発生したことがあります。感染がみられる前にはすべての患者に粘着性ドレッシングが使用されていたのです。このように，粘着性ドレッシングは感染症を引き起こすことがあるので，CDCは造血幹細胞移植ガイドラインにおいて「移植センター職員は開放および非開放の創部ドレッシング（粘着性包帯，外科用および弾性粘着テープ）をカビ汚染の検出のためや患者への皮膚感染を防ぐためにモニターすべきである」としています[2)]。

「手に傷があって，絆創膏を貼っているけどいいですか？」という状況は患者に粘着性ドレッシングが使用されているのではなく，

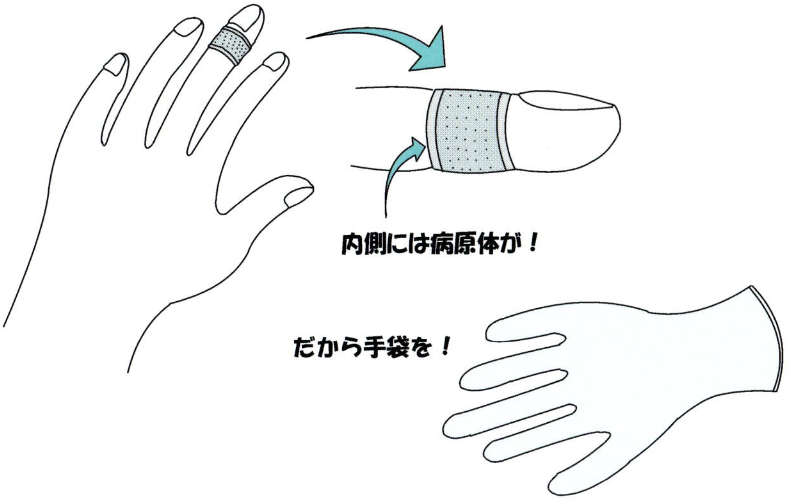

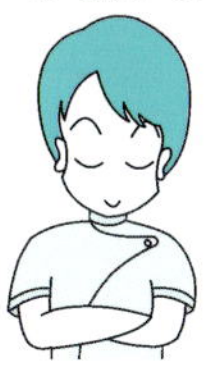

患者をケアする医療従事者が使用しているので，状況は異なります。しかし，絆創膏のような粘着性器材にはカビなどが付着しやすいことは確かです。そのため，絆創膏を貼った手で血管内カテーテルを操作したり，手術創をケアすることは病原体を伝播させる危険性を増大させると考えてよいでしょう。また，絆創膏の下および周囲にはアルコール消毒薬が到達できません。石鹸と流水による手洗いであっても洗い残し部分が発生します。逆に，患者の血液や体液が付着すれば絆創膏に浸みこんで手の創部に到達してしまい，医療従事者が血液媒介病原体に曝露する危険性が高まるのです。

このようなことから，医療従事者が絆創膏を手指に貼っているときには，「患者を感染から守るため」および「医療従事者を感染から守るため」に，手袋を装着してケアをすることが適切と言えます。

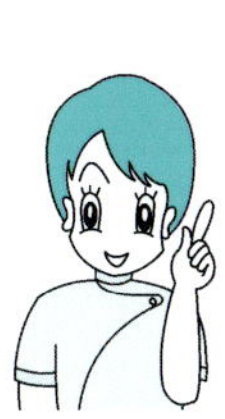

●文献

1）CDC. Nosocomial outbreak of *Rhizopus* infections associated with Elastoplast wound dressings---Minnesota. MMWR 1978;27（5）:33-4.

2）CDC. Guidelines for preventing opportunistic infections among hematopoietic stem cell transplant recipients. http://www.cdc.gov/mmwr/preview/mmwrhtml/rr4910a1.htm

手指の管理❷

Question 5

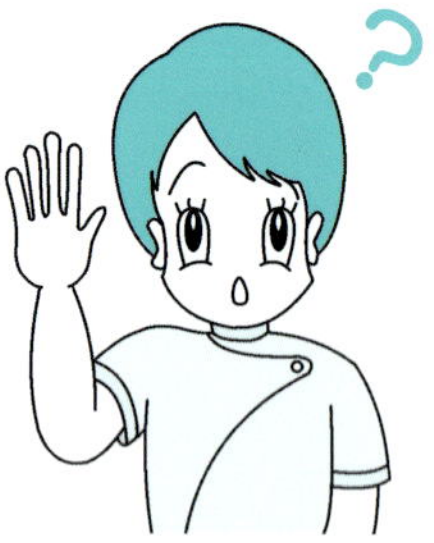

常にハンカチを持って働いています。自分のトイレ後，ハンカチを使って手を拭いてよいですか？

ケア環境別	ズバリ！ここが感染対策のポイント
（高度）急性期病院	ハンカチを毎回交換しなければ，きれいに手を洗ってもハンカチで手を再び汚してしまいます。清潔操作が多い（高度）急性期病院ではハンカチは使用できません。
回復期・慢性期病院	同上。
在宅	健康な人々の日常生活では問題ありません。しかし，在宅医療ではハンカチは使用しないようにします。もし，使用したら，その後にアルコール手指消毒が必要です。

Answer

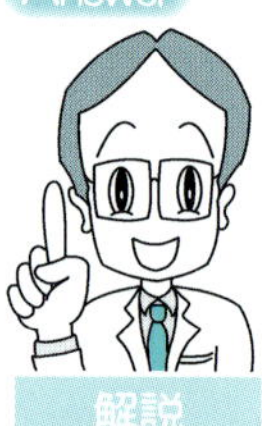

解説

手洗い後の手指の乾燥が大変重要であることを示している２つの研究を紹介しましょう。

研究❶

手洗いのあとに手に残る残留水分の量は手指衛生に大きな影響を与えるという報告です[1)]。湿った手で皮膚，食物，器材に触れたところ，これらの表面にそれぞれ 68,000 個，31,000 個，1,900 個の微生物が手から移動しました。今度は，布タオル 10 秒，エアータオル 20 秒で手を乾燥させてから触れてみると，皮膚，食物，器材に移動する細菌数はそれぞれ，140 個，655 個，28 個と減少したのです。これは濡れたままの手に比較して，99.8%，94%，99% の減少となりました。すなわち，手洗いしたあとに手を乾燥させることは微生物を手から移動させないた

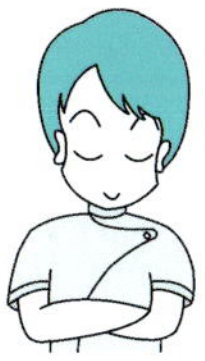

めに重要なことなのです。

研究❷

手の乾燥方法を比較した研究を紹介します[2)]。手指をロタウイルスおよび大腸菌で汚染してから，70% イソプロパノール，薬用石鹸，非薬用石鹸，水道水にて手洗いし，手指に残存している病原体をどの程度駆逐できるかについて，ペーパータオル，布タオル，エアータオルの効果を比較しました。その結果，エアータオルが最も病原体の数を減らし，布タオルは最も乾燥効果が低かったのです。

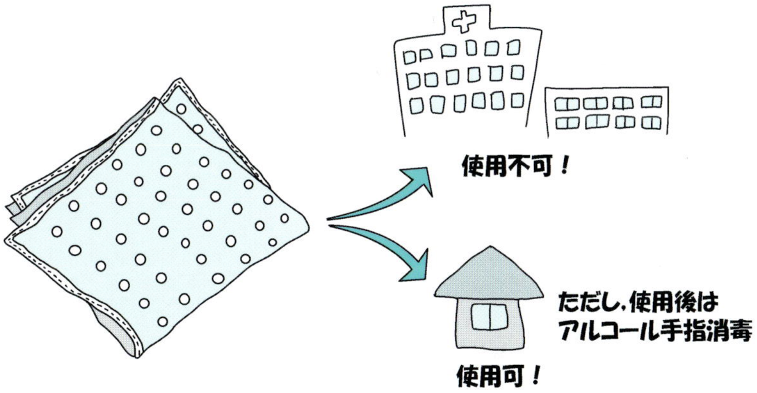

日常生活においては，ハンカチは複数回使用されるのが一般的です。手指衛生では手指を乾燥させることは極めて重要なことなので，濡れたままの手指よりもハンカチを用いて水分を拭い去るほうがよいでしょう。しかし，入院患者や在宅患者がいるような環境では適切な手指衛生が大切なので，ハンカチは利用しないようにします。WHO はガイドラインにおいて「単回使用のタオルにて手を十分に乾かす」「複数回もしくは複数の人々が使用していないタオルであることを確認する」と勧告しています[3)]。

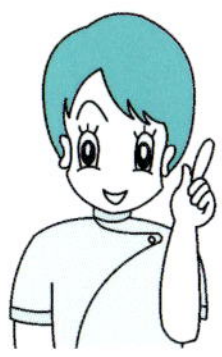

●文献

1）Patrick DR, et al. Residual moisture determines the level of touchcontact-associated bacterial transfer following hand washing. Epidemiology and Infection, 1997, 119:319-325.

2）Ansari SA et al. Comparison of cloth, paper, and warm air drying in eliminating viruses and bacteria from washed hands. American Journal of Infection Control, 1991, 19:243-249.

3）WHO. Guidelines on hand hygiene in health care.
［Full version］http://whqlibdoc.who.int/publications/2009/9789241597906_eng.pdf
［Summary］http://whqlibdoc.who.int/hq/2009/WHO_IER_PSP_2009.07_eng.pdf

容器の管理❶

Question 6

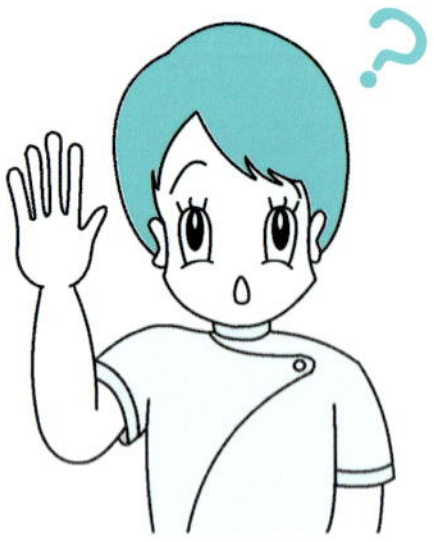

手指消毒用のアルコール製剤は容器に継ぎ足してよいですか？

ケア環境別	ズバリ！ここが感染対策のポイント
（高度）急性期病院	アルコール手指消毒薬は使い切ったら容器ごと交換します。容器へのアルコールの継ぎ足しはしません。
回復期・慢性期病院	同上。
在宅	アルコール製剤を継ぎ足しするくらいなら，石鹸と流水の手洗いのほうがよいでしょう。

Answer

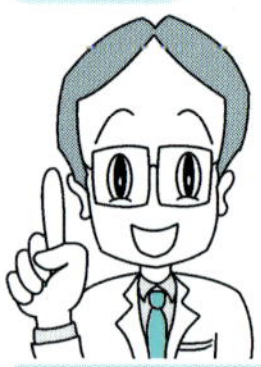

解説

アルコールは芽胞を殺菌できません。そのため，アルコールを容器に継ぎ足しし続けるとボトルの中に芽胞が蓄積してしまいます。従って，使い捨ての容器にするか，再利用するなら洗浄と消毒を徹底しなければなりません。WHO は「有芽胞菌による汚染を防ぐために使い捨ての容器を利用することが好まれる」「容器を再利用する場合には洗浄および消毒の方法（オートクレーブや塩素系消毒など）についての基準に従うべきである」としています。継ぎ足す場合の WHO の推奨を紹介します[1)]。

WHO の推奨

- 容器を完全に空にしてから洗浄し，消毒されるまでは継ぎ足ししない。
- 容器内の残留液を完全に除去するために，洗浄剤と水道水を用いて徹底的に洗浄する。

- 耐熱性ボトルであれば，熱湯によって消毒する。
- 化学消毒するなら，1,000ppm（0.1%）の次亜塩素酸ナトリウムに 15 分以上漬けて，滅菌水にてリンスする。
- 熱湯消毒でも化学消毒であっても，消毒したら上下逆さにしてボトル保存棚で完全に乾燥させる。
- 乾燥したボトルは蓋を閉めて，使用するまで埃を避ける。
- 化学消毒よりも熱湯消毒が経済的である。また，熱湯消毒は消毒薬の残りを容器から洗い流すという余分なステップを必要としない。

容器に継ぎ足しするためにはこのような複雑なステップが必要となるので，アルコール手指消毒薬の容器は使い捨てにするのが現実的なのです。

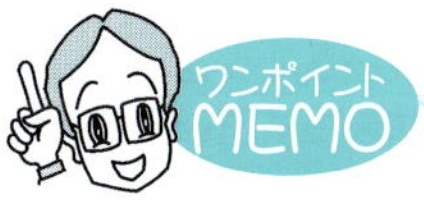

消毒薬の濃度 ppm

%（パーセント）という単位は，ppc（parts per cent）のことで，100 分の 1 を表します。

ppm（ピーピーエム）という単位は，parts per million の略で，100 万分の 1 を表わします。

従って，ppm の値を 1 万で割ると%になります。

1ppm = 0.0001%です。1% = 10,000ppm です。1,000ppm の次亜塩素酸ナトリウムは 0.1% の濃度ということになります。

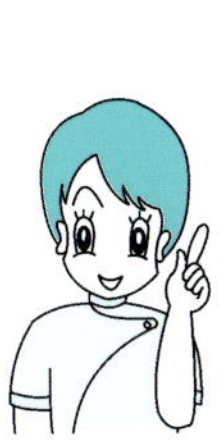

●文献

1）WHO. Guidelines on hand hygiene in health care.

［Full version］http://whqlibdoc.who.int/publications/2009/9789241597906_eng.pdf

［Summary］http://whqlibdoc.who.int/hq/2009/WHO_IER_PSP_2009.07_eng.pdf

容器の管理❷

Question 7

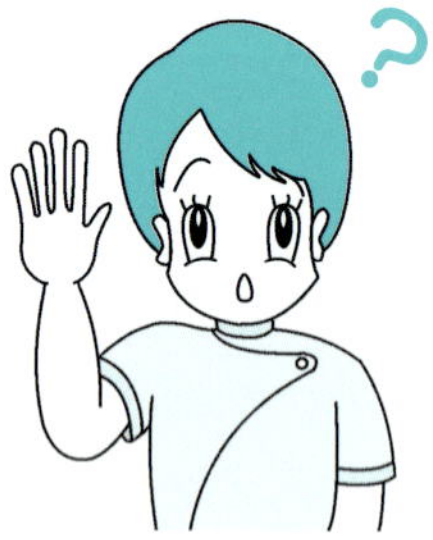

手を洗う際，固形石鹸ではなく，液体石鹸であれば，そのまま容器に継ぎ足ししてもよいですか？

ケア環境別	ズバリ！ここが感染対策のポイント
（高度）急性期病院	継ぎ足しは避けましょう。病院内に設置されている液体石鹸は使い切り終了とし，容器ごと交換します。
回復期・慢性期病院	手洗い場の陶器に備え付けられた石鹸容器に液体石鹸を継ぎ足していくことが見受けられますが，容器全体を洗浄できないのでこの形態は推奨できません。やはり，容器ごとの交換をお勧めします。
在宅	自宅の手洗い場に石鹸すら置かれていない場合があります。まず，液体石鹸を設置することを推奨します。そして，容器を再利用するならば水洗いして，乾燥させます。

Answer

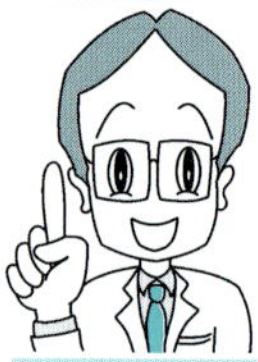

解説

適切に管理されていない液体石鹸が感染症のアウトブレイクを引き起こした事例を２件紹介します。

事例❶

三次医療病院の新生児集中治療室（NICU：neonatal intensive care unit）において 31 人の患者がセラチア・マルセッセンスに感染しました[1)]。調査の結果，NICU の医療従事者が使用していた石鹸 52 ヵ所のうち 16 ヵ所（31%）およびシンク 13 ヵ所のうち 1 ヵ所（8%）からセラチア・マルセッセンスが検出されたのです。そして，患児，石鹸容器，シンクからの分離菌の DNA パターンは同一でした。これによって，汚染した石鹸がアウトブレイクを引き起こしたことが示唆されました。

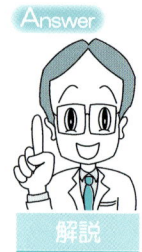

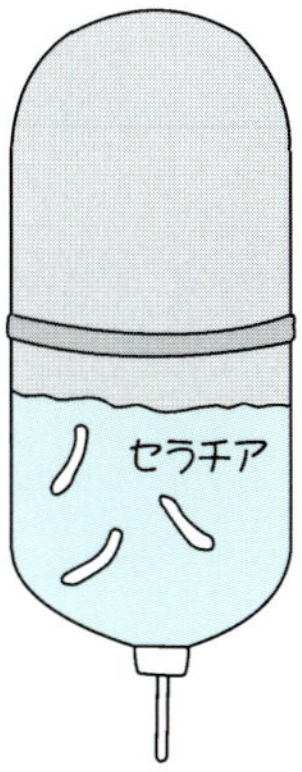

事例❷

セラチア・マルセッセンスの院内感染が発生している病棟において，感染源として石鹸が疑われました[2)]。調査の結果，院内感染のみられた7病棟のうち5病棟にセラチア・マルセッセンスに汚染された石鹸容器が見つかりました。一方，院内感染のない病棟では14病棟のうち1病棟に汚染容器が見つかったに過ぎませんでした。また，医療従事者がセラチア・マルセッセンスに汚染された石鹸ポンプで手洗いしてみると，手指がセラチア・マルセッセンスに汚染する機会が54倍になることも明らかとなりました。すなわち，液体石鹸の汚染が医療従事者の手指を介しての伝播を引き起こしたと考えられるのです。

このような事例があるため，WHOは「石鹸もしくはアルコール製剤が空になった容器に追加補充しない。容器を再利用するときには適切に洗浄する」と勧告しています[3)]。

（高度）急性期病院には，手術後の患者や抗がん治療を受けている患者のような脆弱な患者が入院しています。そして，医療従事者の手指が頻回に血管内カテーテルやドレナージチューブなどに触れています。従って，医療従事者の手指が汚染すると患者に重篤な感染症を引き起こす可能性があるのです。やはり，液体石鹸を使い切ったらボトルごと交換するのが適切です。

回復期・慢性期病院には，手術直後の患者や抗がん治療の患者はあまり入院していません。また，血管内カテーテルを留置されている患者も数少ないです。しかし，トイレでの排泄介助やオムツ交換など，排泄に関わる要因が増えるので，手指が汚染すれば病原体を周辺に拡散させてしまいます。やはり，手指を病原体で汚染させるような石鹸は避けなければなりません。ときどき，施設内の手洗い場の陶器に備え付けられた容器（図3）の中に液体石鹸を継ぎ足していくことが見受けられますが，容器全体を洗浄できないのでこの形態は避けるべきと思われます。また，手洗い石鹸の管理については，病院や施設に出入りしている業者に任せるのではなく，施設内で管理することが大切です。

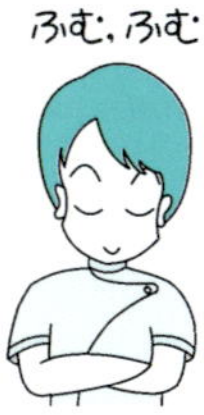

在宅では，手洗い場に石鹸が置かれていないことがあります。これでは安全な在宅医療（呼吸器の装着や気管内吸引，中心静脈カテーテルの管理など）は困難です。まず，液体石鹸を設置すること

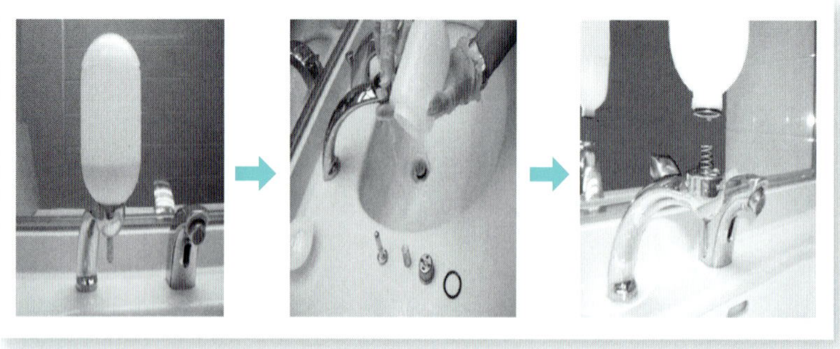

図3 **備え付けの石鹸容器**

備え付けの石鹸容器を使用する場合には定期的に容器内部を洗う必要がある。

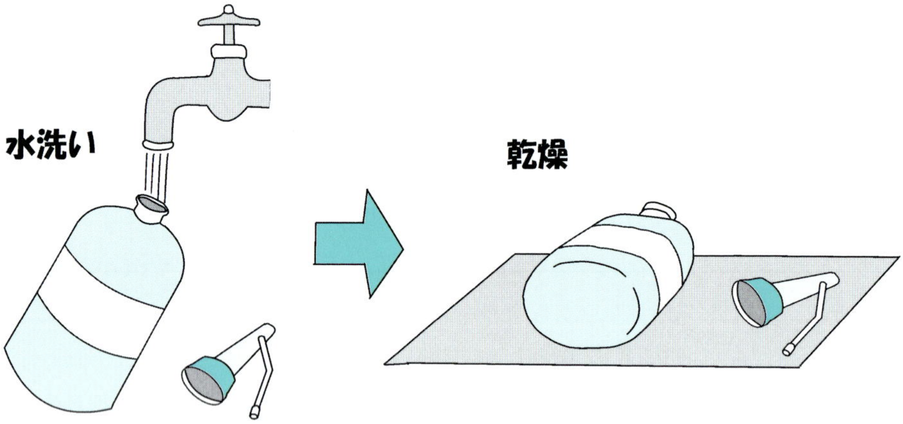

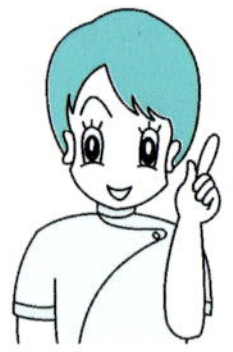

が大切です。もちろん，石鹸を使い切ったら容器ごと交換するのが望ましいのですが，実際には再利用されているのが現状です。この場合には使用後に容器を水洗いし，乾燥させてから使います。水洗いすることによって容器の中の汚染のほとんどを洗い流し，乾燥させることによって緑膿菌などの湿気を好む病原体を殺菌できるからです。また，液体石鹸が少なくなると，水道水で薄めて使用するという場面を時々見かけますが，水で薄まった石鹸液の中では緑膿菌などが繁殖します。この使用方法は絶対避けましょう。

●文献

1）Archibald LK et al. *Serratia marcescens* outbreak associated with extrinsic contamination of 1% chlorxylenol soap. Infection Control and Hospital Epidemiology, 1997, 18:704-709.

2）Sartor C, et al. Nosocomial *Serratia marcescens* infections associated with extrinsic contamination of a liquid nonmedicated soap. Infect Control Hosp Epidemiol 2000; 21:196–9.

3）WHO. Guidelines on hand hygiene in health care.
［Full version］http://whqlibdoc.who.int/publications/2009/9789241597906_eng.pdf
［Summary］http://whqlibdoc.who.int/hq/2009/WHO_IER_PSP_2009.07_eng.pdf

Ⅱ. 個人防護具

個人防護具の着用について❶

Question 8

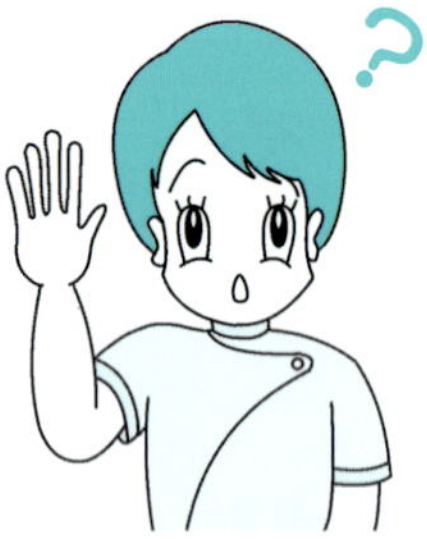

隔離部屋の個人防護具（PPE：personal protective equipment）は，どこで着用し，どこで外せばよいですか？

ケア環境別	ズバリ！ここが感染対策のポイント
（高度）急性期病院	基本的には個人防護具（PPE）は病室外で着て，病室退出前に脱いで廃棄します。
回復期・慢性期病院	スペースの問題でPPEを病室内に入れて着用する場合はPPEを汚染しないように，個室の中のドアの近くで装着します。
在宅	該当なし。

Answer

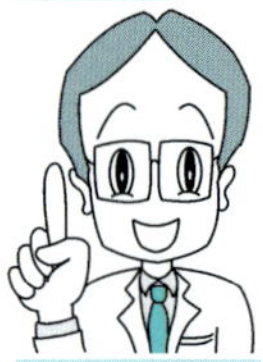

解説

個人防護具（PPE）が着用前あるいは着用時に汚染してしまうと医療従事者も汚染してしまいます。そのため，着用するときに汚染しないように注意する必要がありますので，PPEは廊下など病室外で装着するのが原則となります。装着することがスペース的に困難ならば室内で着用することになりますが，その場合は個室の中のドアの近くで装着するようにします。

PPEは取り外すときにも注意が必要です。使用済みのPPEは汚染しているので，周辺環境および自分自身に病原体が付着しないようにしなければなりません。PPEは室内で脱ぐのが基本ですが，マスクについては病室内で取り外してしまうと，飛沫感染や空気感染する病原体に曝露してしまう危険性があります。従って，マスクは室外に出てから外します。

CDCはPPEの着脱の順番を示しており，着用する順番は「❶ガウン➡❷マスク➡❸ゴーグル➡❹手袋」としています[1]。取り外す順番についても「❶手袋➡❷ゴーグル➡❸ガウン➡❹マスク」としています（図４）。手袋は最も汚染しているので最初に取り外す必要があり，マスクは病室外での取り外しなので，最後となります。

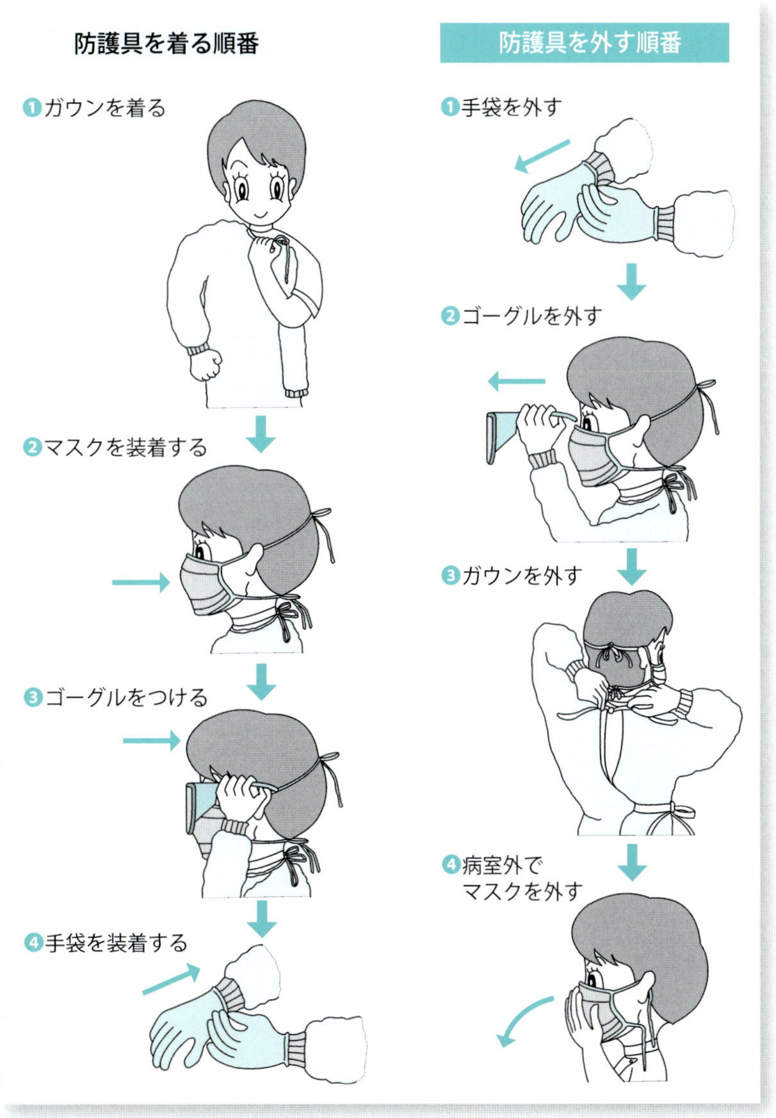

図４　防護具の着脱の順番

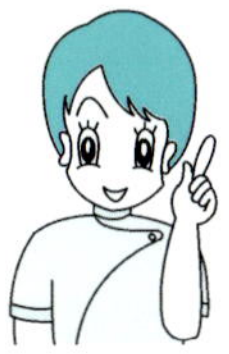

●文献
1）CDC. Guideline for isolation precautions: Preventing transmission of infectious agents in healthcare settings. http://www.cdc.gov/ncidod/dhqp/pdf/guidelines/Isolation2007.pdf

個人防護具の着用について❷

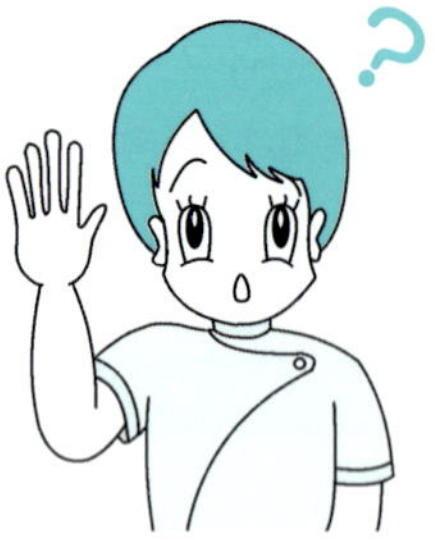

Question 9

点滴交換のための入室でも個人防護具（PPE）は必要ですか？

ケア環境別	ズバリ！ここが感染対策のポイント
（高度）急性期病院	点滴交換など医療従事者が汚染されない範囲なら，個人防護具（PPE）は必要ありません。
回復期・慢性期病院	同上。
在宅	該当なし。

Answer

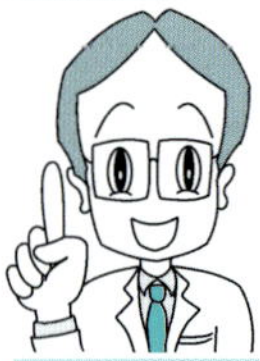

解説

患者が標準予防策および接触予防策にて管理されているときには，患者に直接接触したり，環境表面に身体が触れたりしない限り，個人防護具（PPE）の装着は必要ありません。点滴交換では患者に医療従事者の身体が接触することはないので，PPE は必要ないのです。しかし，飛沫予防策が必要な患者の点滴の交換を患者から２メートル以内で行う際は，サージカルマスクが必要です。空気予防策で管理されている場合は，病原体が空気中に浮遊している可能性があるので，入室時に N95 マスクを着用します。

PPE の装着の必要性が日常的に論議されるのは MRSA 対策です。MRSA を保菌 / 発症している患者の病室に入室するときに PPE を必ず装着しなければならないということはありません。点滴交換や食事を運び込むといった場合には患者の身体に医療従事者の身体が直接接触することはなく，また環境表面に接触することもないので，PPE は必要ないのです。もちろん，入退室のときの手指衛生は必須です。

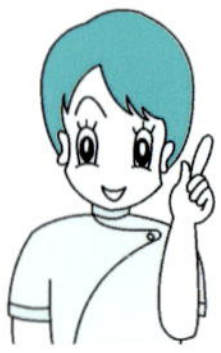

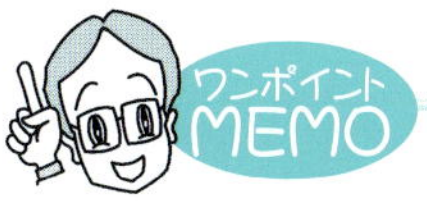

標準予防策

標準予防策は，米国疾病管理予防センター（CDC）が 1996 年に公開し，2007 年に改訂した感染対策の基本で，汗を除くすべての血液，体液，分泌液，排泄物，傷のある皮膚，粘膜には病原体が存在しているかもしれないという原則に基づいています。標準予防策には「手指衛生」や「手袋，ガウン，マスク，ゴーグル，フェースシールドを予想される曝露に基づいて使用すること」などが含まれており，すべての医療行為において実践されなければなりません。

標準予防策の実施にあたっては，医療従事者が「これからどんな医療行為を実施するのか？」「その医療行為によってどんな血液・体液曝露が発生し得るのか？」を予測しなければならず，その予測によって標準予防策で実施すべき対応が異なってくるため，大変難しい感染対策とも言えます。

2007 年の改訂で，CDC は標準予防策に 3 つの項目「咳エチケット」「安全な注射手技」「腰椎穿刺による髄腔内または硬膜外へのカテーテル挿入や薬剤注入時のマスク装着」を追加しました。従来の標準予防策は医療従事者の感染防御のために開発されたものですが，これらの追加項目は患者の防御に焦点を合わせたものと言えます。

感染経路別予防策

感染経路別予防策は標準予防策のみを実施しても感染経路を完全には遮断できない場合に用います。複数の感染経路のある疾患では，複数の感染経路別予防策を用いても構いません。単独で用いても組み合わせて用いても，常に標準予防策に加えて用います。

感染経路別予防策には「接触予防策」「飛沫予防策」「空気予防策」がありますが，これらに共通するのは個室隔離が必要であるということです。個室が足りなければコホートで対応してもよいです。感染経路別予防策は標準予防策のみでは対応できない感染症の患者に実施しますが，そのような感染症が疑われた場合にも実施してよいでしょう。

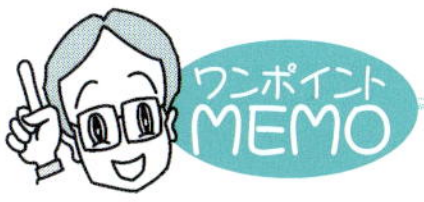

N95 マスク

N95 マスクは空気予防策に用いられるマスクです。サージカルマスクでは吸気時に空気が顔面とマスクの間の間隙から漏れ込んでしまうので，それを避けるために設計されたマスクです。N95 マスクの「N」は「Not resistant to oil（耐油性なし）」に由来しています。R95 マスクや P95 マスクというのがありますが，R は「Resistant to oil（耐油性あり）」，P は「Oil Proof（防油性あり）」に由来しています。N,R,P のあとの数字はフィルターの捕集効率（直径 0.3 μm の粒子の捕集）を示しています。捕集効率が 95％以上では「95」，99％以上では「99」，99.97％ 以上では「100」とされています。医療従事者が空気感染隔離室に入室するときには N95 マスクを装着する必要がありますが，この場合はフィットテストが予め合格している N95 マスクを用います。そして，入室時にはシールチェックをします。

個人防護具の着用について❸

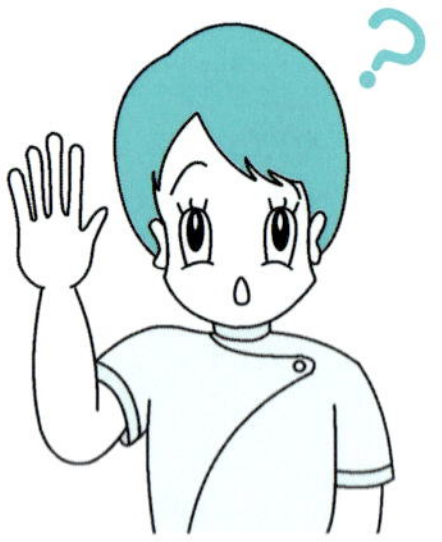

Question 10

病原体によって，個人防護具（PPE）の着用などの感染対策は異なりますか？

ケア環境別	ズバリ！ここが感染対策のポイント
（高度）急性期病院	PPE 着用の必要性については，病原体の感染経路によって異なりますが，原則的にすべての患者に標準予防策を適用し，必要に応じて，感染経路別予防策を加えることになります。
回復期・慢性期病院	同上。
在宅	同上。

Answer

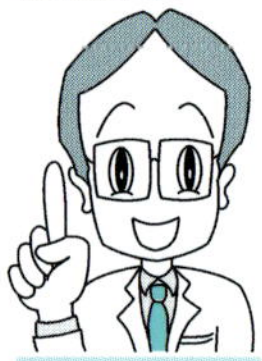

解説

すべての患者は何らかの病原体に感染しているという前提で感染対策を実施する必要があります。そのために標準予防策が適用されます。どのような検査法であっても病原体を確実に検出できるということはありません。すなわち，検査が陰性であったとしても感染している可能性があるのです。

臨床症状，細菌検査やウイルス検査などから特定の病原体の感染が疑われる場合には標準予防策に感染経路別予防策を加えることがあります（p163，付録参照）。例えば，麻疹，水痘，結核です。これらは空気感染するため「標準予防策＋空気予防策」が必要です。百日咳，風疹，インフルエンザなどは飛沫感染するので，「標準予防策＋飛沫予防策」を実施します。疥癬やクロストリジウム・ディフィシル腸炎のように接触感染する病原体では「標準予防策＋接触予防策」となります[1)]。

感染経路別予防策（空気予防策，飛沫予防策，接触予防策）は単

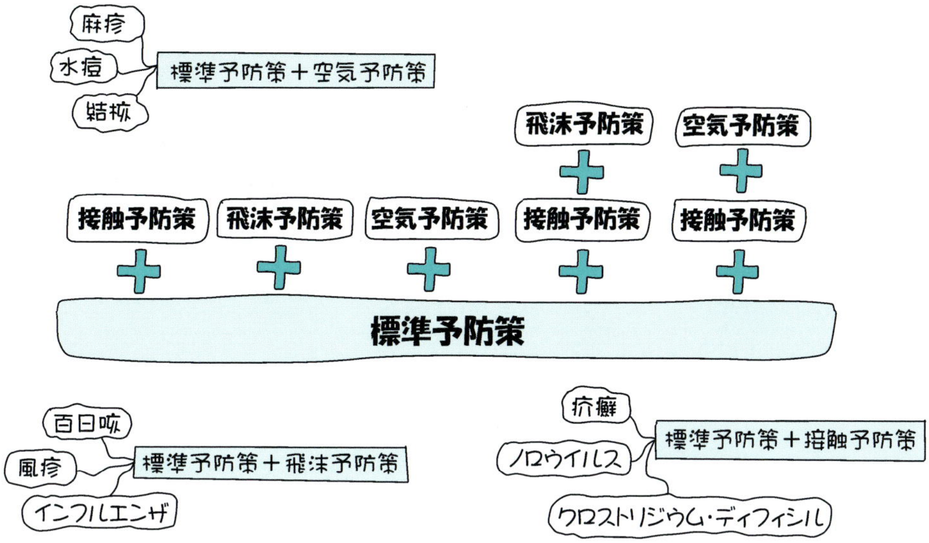

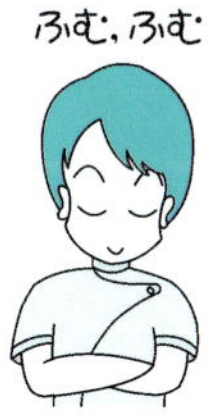

独では実施できません。必ず標準予防策に加えることになります。例えば，麻疹患者の病室に入室する医療従事者が麻疹抗体を保持していれば麻疹ウイルスに感染する可能性は少なくなります。だからと言って，無防備な状況で入室してもよいかというとそうではありません。患者が咳をしていれば標準予防策としてサージカルマスク（N95 マスクは不要）を装着して患者ケアをしなければならないのです。

●文献

1）CDC. Guideline for isolation precautions: Preventing transmission of infectious agents in healthcare settings. http://www.cdc.gov/ncidod/dhqp/pdf/guidelines/Isolation2007.pdf

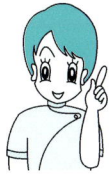

手袋❶

Question 11

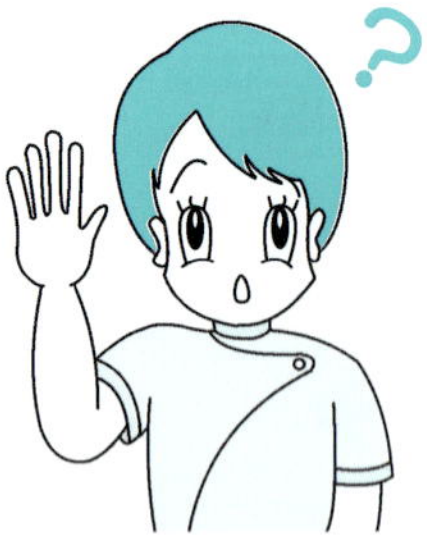

器材の洗浄中に手袋が破れてしまった場合，面倒くさいので，手袋交換をしなくてもよいですか？

ケア環境別	ズバリ！ここが感染対策のポイント
（高度）急性期病院	血液・体液が大量に付着している使用後の器材には病原体が付着していると考えるべきです。そのため，洗浄中であっても，破れた手袋は外して廃棄します。そして，石鹸と流水にて手洗いしてから，新しい手袋を着用します。
回復期・慢性期病院	同上。
在宅	同上。家族の血液・体液であっても曝露は避けるべきです。

Answer

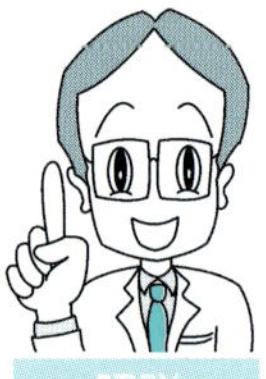

解説

まず，手袋はどのような場合に装着すべきかを明確にしたいと思います。CDC は隔離予防策ガイドラインにおいて手袋は医療従事者の手の汚染を防ぐために下記の場合に用いるとしています[1)]。

❶血液や体液，粘膜，傷のある皮膚やその他の潜在的な感染性物質に直接触れることが予想されるとき。

❷接触感染によって伝播する病原体を保菌または発症している患者に直接接触するとき（MRSA，RS ウイルス，バンコマイシン耐性腸球菌）。

❸肉眼的に汚染しているか汚染しているかもしれない患者ケア器具および環境を取り扱ったり触れたりするとき。

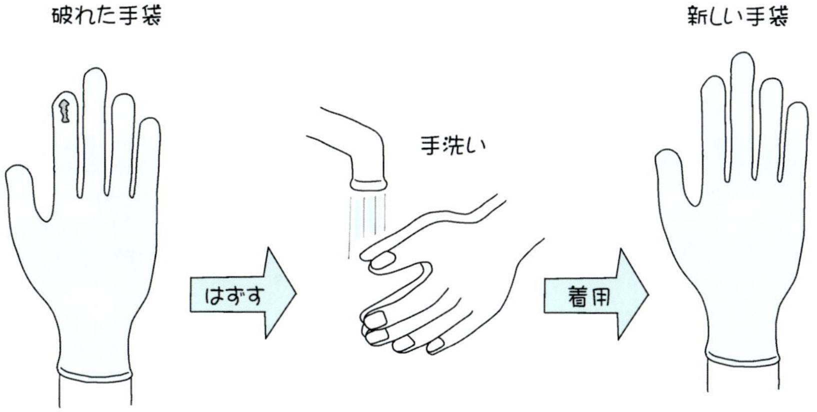

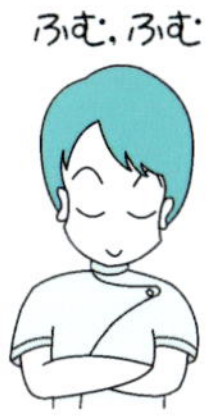

手袋を外した直後の手指衛生も大切です。それは，認識されていなかった手袋の孔や裂け目から病原体が通り抜けたり，手袋を脱ぐときに手を汚染するかもしれないからです。そのような汚染した手は病原体を周辺に拡散してしまいます。

手袋は手が病原体に汚染しないようにするために装着するわけですから，手袋が破れてしまった場合はそのまま使用し続けることは適切ではありません。破れた手袋を使用し続けていると病原体が混じった洗浄液が手袋の内部に入り込み，手全体が汚染するからです。

（高度）急性期病院および回復期・慢性期病院では患者の血液・体液に含まれている病原体に医療従事者が曝露することになるので是非とも手袋は交換します。在宅においては血液が付着した器材（鑷子や膿盆など）の洗浄をする頻度は少なくなりますが，嘔吐物などが付着した器具などを洗浄するときには，やはり手を汚染させないようにします。

手袋を交換する時はそのまま手袋を交換するのではなく，手袋を外したあとに石鹸と流水にて手洗いしてから新しい手袋を装着します。そのまま交換すると交換した手袋も汚染されてしまいます。

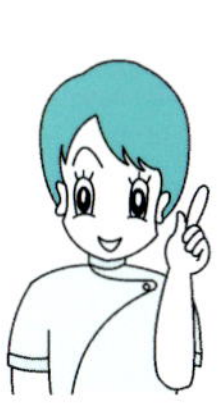

●文献

1）CDC. Guideline for isolation precautions: Preventing transmission of infectious agents in healthcare settings. http://www.cdc.gov/hicpac/pdf/isolation/Isolation2007.pdf

手袋❷

Question 12

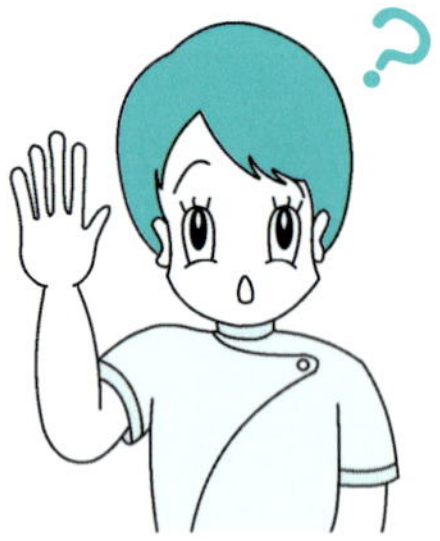

点滴を作成する時や血管内カテーテルを血管内に留置する時に手袋を装着していませんが，それでよいですか？

ケア環境別	ズバリ！ここが感染対策のポイント
（高度）急性期病院 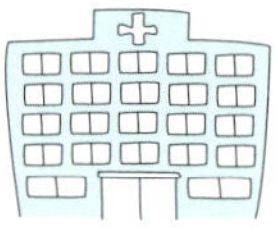	点滴を作成するときや血管内にカテーテルを挿入する場合には必ず手袋を着用してください。
回復期・慢性期病院 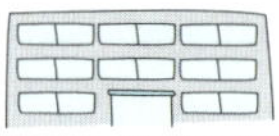	同上。
在宅 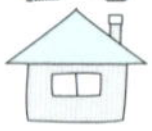	同上。

Answer

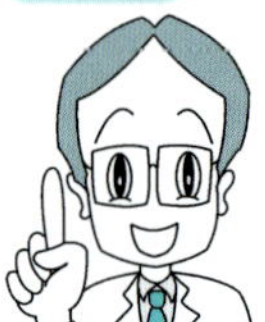

解説

日本薬剤師会は注射薬混合ガイドラインにおいて「注射薬の調製前は手と腕を抗菌皮膚洗浄剤で洗浄し，パウダーフリーの非滅菌手袋を着用する」と勧告しており，点滴の作成時の手袋の装着を推奨しています[1)]。患者の血管内に点滴される製剤は無菌状態でなければならないので，作成の段階で汚染するような状況は是非とも避けるべきです。

医療従事者の手指には黄色ブドウ球菌などの常在菌が付着しています。また，患者ケアをしたときに大腸菌や緑膿菌などが付着しているかもしれません。確かに，大腸菌や緑膿菌といった病原体は医療従事者が手指衛生を実施すれば手指から取り除くことができます。しかし，日常の業務において手指衛生を 100% 確実に実施できることはありません。実際，医療従事者において推奨される手指衛生の実行への遵守率は受け入れがたいほど不十分で，5% ～ 81% の幅があり，全体の平均は約 40% とも言われています[2)]。

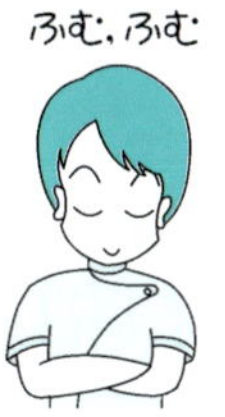

すべての医療従事者がすべての状況において，適切に手指衛生を実施するということは現実的ではなく，特に多忙な状況になると手指衛生がどうしてもおろそかになってしまいます[2)]。しかし，手袋を必ず装着するようにしておけば，手指衛生がおろそかになっている医療従事者であっても汚染した手指が点滴製剤に直接触れることはなくなります。そのため，医療施設においては点滴作成時の手袋装着は是非とも必要なのです。在宅医療では家族が点滴を作成することはありません。しかし，医療従事者が患者の自宅に訪問して点滴を作成するときには手袋を装着します。

血管内カテーテルを血管内に挿入する場合にも手袋を装着します。CDC は「末梢血管カテーテルを挿入する場合には皮膚消毒のあとに刺入部に触れなければ滅菌ではなく，未滅菌の手袋を装着する」としています[3)]。カテーテルを血管内に挿入する場合には血液が手に付着する可能性があるので手袋は必要なのです。在宅医療においては家族が患者の血管内にカテーテルを挿入することはありませんが，医療従事者が訪問して挿入することはあります。そのような場合にもやはり，手袋を装着する必要があります。

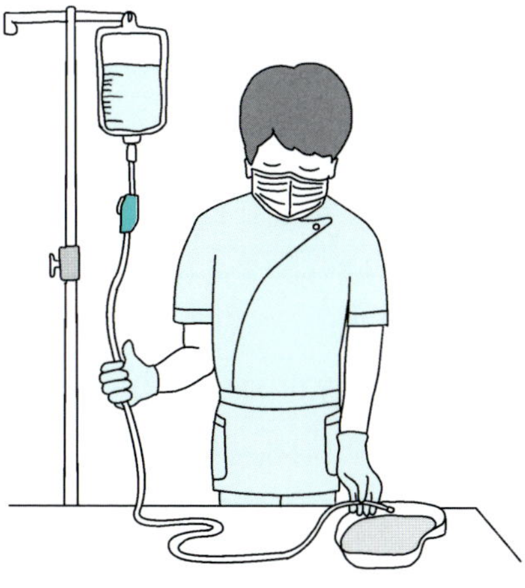

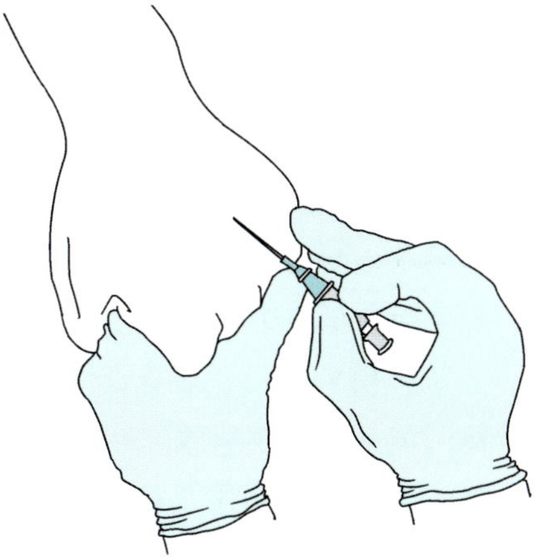

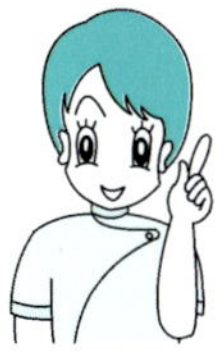

●文献

1）注射薬混合ガイドライン（日本薬剤師会）．http://www.jshp.or.jp/gakujyutu/houkoku/h15gaku5.pdf
2）CDC. Guideline for hand hygiene in health-care settings. http://www.cdc.gov/mmwr/PDF/rr/rr5116.pdf
3）CDC. Guidelines for the prevention of intravascular catheter-related infections. http://www.cdc.gov/hicpac/pdf/guidelines/bsi-guidelines-2011.pdf

手袋❸

Question 13

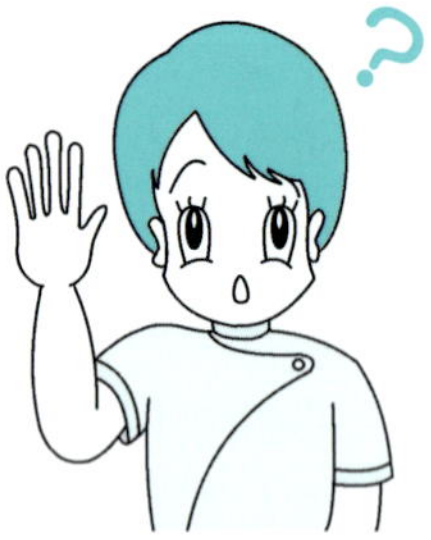

手袋の上からアルコール消毒すれば，手袋を交換しなくてもよいですか？

ケア環境別	ズバリ！ここが感染対策のポイント
（高度）急性期病院	手袋の上からの手指消毒は不十分なものになります。また，手袋はアルコールにより劣化します。必要なときには新しい手袋に交換する必要があります。
回復期・慢性期病院	同上。
在宅	同上。

Answer

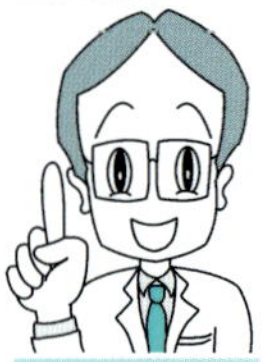

解説

まず，手袋を装着したまま手を消毒や洗浄することが，どの程度危険なのかを示したいと思います。三次医療センターにおいて健康なボランティアを対象とした研究があります[1)]。

この研究では手袋を装着した手に 4 つの代表的な院内感染病原体（黄色ブドウ球菌，セラチア・マルセッセンス，カンジダ・アルビカンス，緑膿菌）のうちの 1 つを塗り付けてから，表面で引き伸ばし，乾燥させました。そして，3 種類の手指衛生製剤（非抗菌性石鹸，60% イソプロピルアルコール，4% クロルヘキシジングルコン酸塩）のどれか 1 つを用いて，手袋をしたまま手指衛生をしました。そのあと手袋を培養し，手袋が外されたあとの手も培養したのです。その結果，手袋の培養での病原体の陽性率は黄色ブドウ球菌（8 ～ 100％），セラチア・マルセッセンス（16 ～ 100％），カンジダ・アルビカンス（4 ～ 60％），緑膿菌（20 ～ 48％）となりました。すなわち，相当数の病原体が手袋の表面に存在している

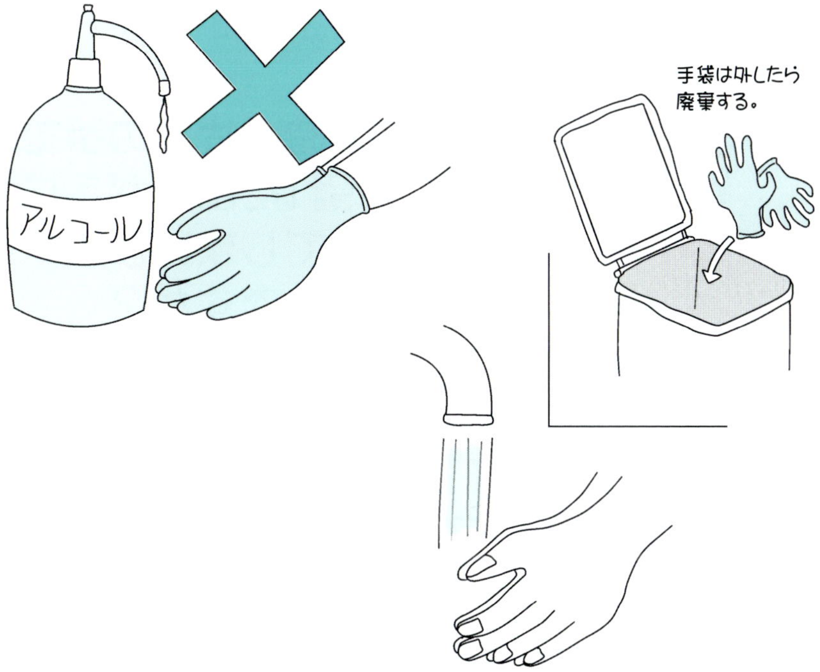

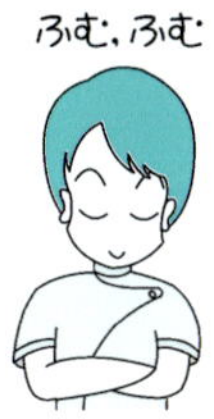

ことが明らかになったのです。

これによって，手袋をしたまま手を洗ったり，手袋を再利用することは適切ではないことが明示されました。また，手袋を外したあとの手の培養の陽性率が 5 ～ 50% であったことから，手袋を取り外したあとの手洗いが大切であることも示されました。CDC は隔離予防策ガイドラインにて「手袋を再利用するために洗わない。そのような行為によって病原体の伝播が引き起こされたことがある」としています[2]。従って，手袋をしたままアルコール消毒して継続使用することはしないでください。必要に応じその都度交換し，また手袋を外したあとは必ず手指衛生を行ってください。

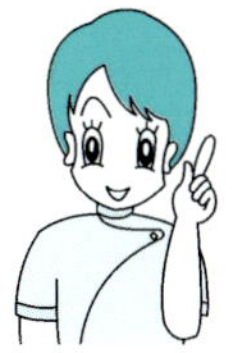

●文献

1) Doebbeling BN, et al. Removal of nosocomial pathogens from the contaminated glove. Implications for glove reuse and handwashing. Ann Intern Med 1988;109（5）:394-8.

2) CDC. Guideline for isolation precautions: Preventing transmission of infectious agents in healthcare settings. http://www.cdc.gov/hicpac/pdf/isolation/Isolation2007.pdf

手袋❹

Question 14

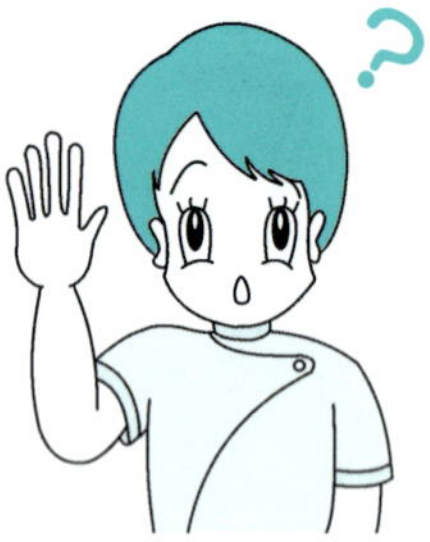

手袋を外す時，片方の手で手袋の裾を持つと，汚れた部分が手に触れて手や手首が汚れてしまいます。どのように外したらよいですか？

ケア環境別	ズバリ！ここが感染対策のポイント
（高度）急性期病院 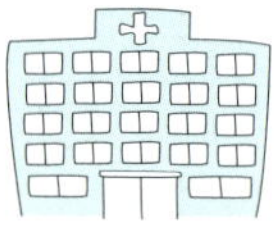	汚染した手袋が手指に触れないように，手袋の手首あたりを，片方の手で手袋の上からつかんで外し，もう片方の手で，手袋の内側に指を入れて外します。
回復期・慢性期病院 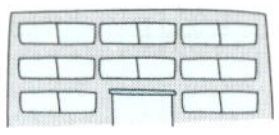	同上。
在宅 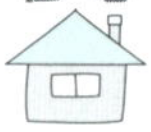	同上。

Answer

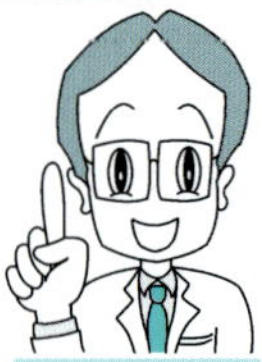

解説

患者をケアした手袋は病原体によって汚染されています。そのため，適切に取り外さなければ手を汚染させてしまいます。CDC は手袋外部は汚染していることを強調し，手袋の取り外し方を明示しました[1)]。まず，対側の手袋をした手で手袋の外側をつかんで脱ぎ取ります。そして，手袋をした手で脱いだ手袋をしっかり持ちます。今度は手袋をしていない手の指を残りの手袋の下へ手首の部分から滑り込ませます（図 5）。このようにして手袋を取り外したら，手指衛生を行います。気づかないうちに手袋の裂け目から感染性物質が通り抜けたり，手袋を脱ぐときに手が汚染したかもしれないからです。

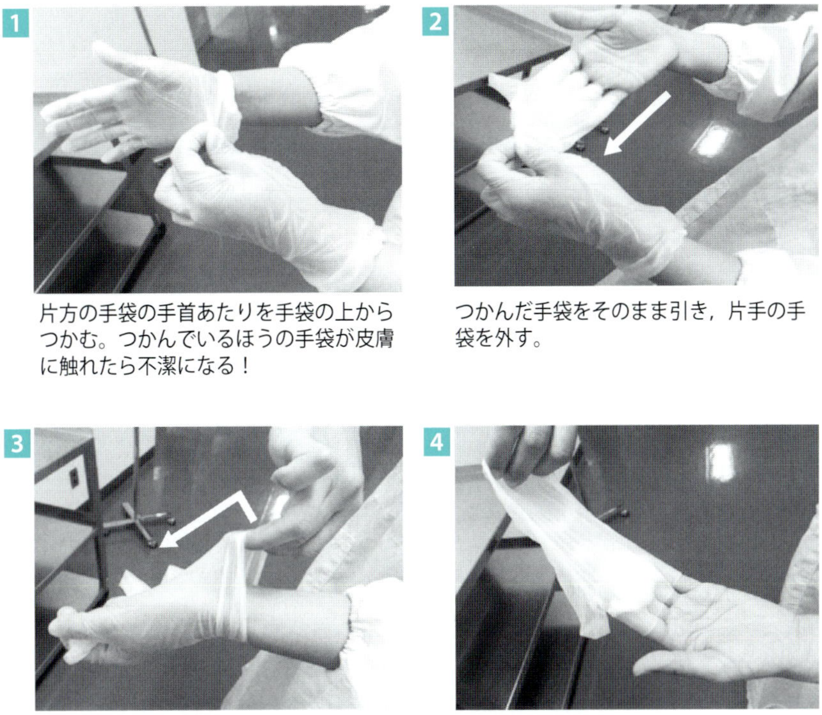
1 片方の手袋の手首あたりを手袋の上からつかむ。つかんでいるほうの手袋が皮膚に触れたら不潔になる！

2 つかんだ手袋をそのまま引き，片手の手袋を外す。

3 外した手袋を手袋をしたほうの手でつかみ，もう片方の手で手袋の内側に手を入れる。手袋の外側は不潔なため素手で触らない！

4 つかんでいる手袋の内側を表にして外す。

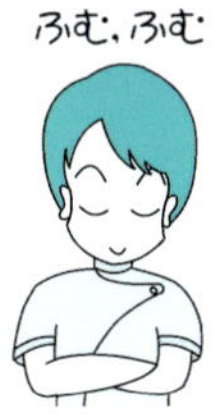

図5 手袋の正しい外し方

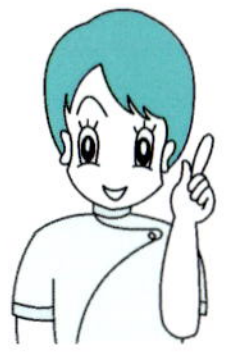

●文献

1）CDC. Guideline for isolation precautions: Preventing transmission of infectious agents in healthcare settings. http://www.cdc.gov/hicpac/pdf/isolation/Isolation2007.pdf

マスク❶

Question 15

マスクをつけるのはどんな時ですか？

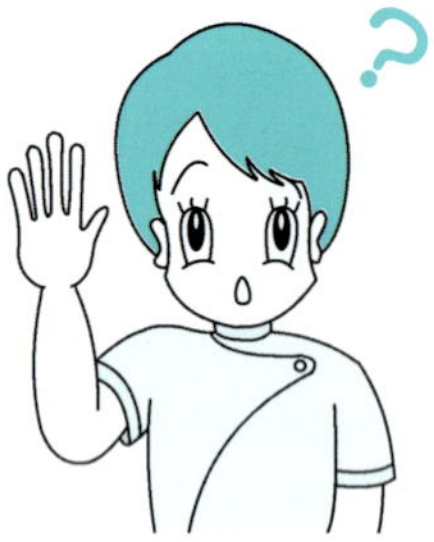

ケア環境別	ズバリ！ここが感染対策のポイント
(高度)急性期病院	相手の咳やくしゃみで自分の鼻や口に飛沫を受けない，また，自分の咳やくしゃみで相手の鼻や口に飛沫を飛ばさないためにマスクを装着します。加えて，手術室やマキシマル・バリアプリコーションでは，医療従事者の口や鼻に保菌されている感染性病原体から患者を守るために用います。
回復期・慢性期病院	相手の咳やくしゃみによって自分の鼻や口に飛沫を受けないため，また，自分の咳やくしゃみによって相手の鼻や口に飛沫を飛ばさないためにマスクを装着します。
在宅	同上。

Answer

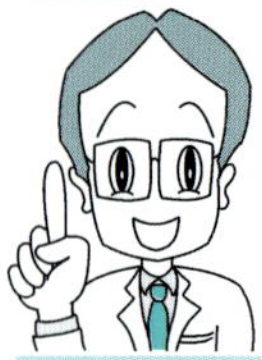

解説

医療現場ではマスクは主に下記の３つの目的に使用されます[1]。

❶医療従事者を患者の感染性物質（呼吸器分泌物および血液や体液のしぶきなど）との接触から守るために，医療従事者が装着する（標準予防策や飛沫予防策など）。

❷医療従事者の口や鼻に保菌されている感染性微生物の曝露から患者を守るために，滅菌テクニックを必要とする処置をするときに医療従事者が装着する（手術室やマキシマル・バリアプリコーションなど）。

❸患者から他の人々に感染性呼吸器分泌物が拡散するのを防ぐために，咳をしている患者が装着する（咳エチケットなど）。

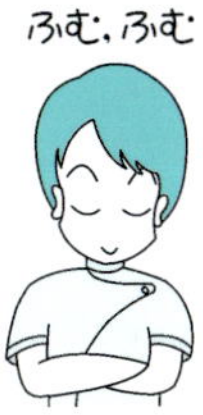

（高度）急性期病院では標準予防策，飛沫予防策，咳エチケットに加えて，手術室やマキシマル・バリアプリコーションなどでマスクを用いることがあります。回復期・慢性期病院や在宅では標準予防策，飛沫予防策，咳エチケットとして用いられています。もちろん，マスクは口，鼻，目を守るためにゴーグルと組み合わせて使用してもよく，フェースシールドをマスクとゴーグルの替わりに用いてもかまいません。

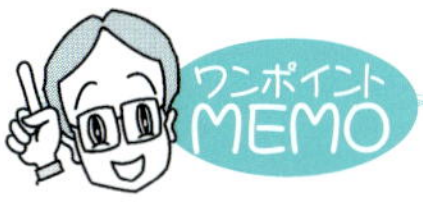

マキシマル・バリアプリコーション

マキシマル・バリアプリコーションは，中心静脈カテーテルを挿入する場合，挿入する医療従事者は，キャップ，マスク，滅菌ガウン，滅菌手袋を装着し，患者には全身用滅菌ドレープを用いることです。

咳エチケット

咳エチケットは，未診断の感染力のある呼吸器感染症患者，同伴家族，友人を対象に実施する感染対策です。

咳をするときは，ティッシュペーパーで口と鼻を覆う，咳をしている人はサージカルマスクを着用する，呼吸器分泌物に触れた後は手指衛生を行う，などがあります。

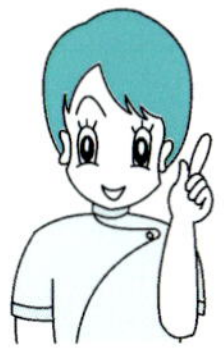

●文献

1）CDC. Guideline for isolation precautions: Preventing transmission of infectious agents in healthcare settings. http://www.cdc.gov/hicpac/pdf/isolation/Isolation2007.pdf

マスク❷

Question 16

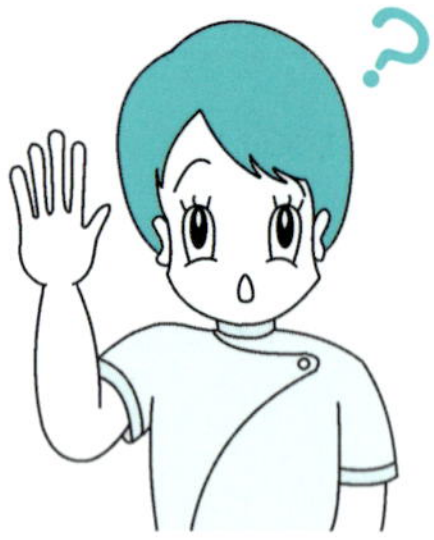

マスクをつけて患者に対応すると，不愉快な思いをさせてしまうかもしれないので，マスクをしなくてもよいですか？

ケア環境別	ズバリ！ここが感染対策のポイント
(高度)急性期病院	患者が不愉快に思うのはマスクの役割および有効性を知らないからです。マスクをすることによって患者と医療従事者の両者を感染症から守ることができることを啓発しましょう。
回復期・慢性期病院	同上。
在宅	同上。

Answer

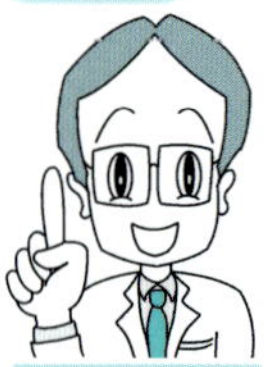

解説

医療従事者がマスクをすることを患者が必ずしも不愉快に思うとは限りません。むしろ，マスクを着用しないことによって不愉快に感じさせることもあります。例えば，歯科治療において，患者が口をあけているときに，歯科医や歯科衛生士がマスクを装着せずに顔を近づけて診療すると患者は不愉快に感じると思います。マスクをせずに患者に病状説明をすれば，歯科医や歯科衛生士の口からの飛沫が患者の口腔内に飛び込んでしまうからです。そのような状況では医療従事者がマスクを着用するほうが明らかに好まれます。医療現場においてマスクを装着するか否かは「不快に思うか思わないか？」で判断するのではなく,「マスクが感染対策上必要かどうか？」で決めることが大切なのです。ここでマスクの有効性についての研究を紹介します。

研究

香港の５つの病院にて重症急性呼吸器症候群（SARS）に曝露した医療従事者（感染したスタッフ 13 人，感染しなかったスタッフ 241 人）について症例対照研究（註：「疾病に罹患した集団」および「罹患していない集団」について曝露要因を観察調査し，これら２集団を比較することによって要因と疾病の関連を評価する研究手法）が実施されました[1)]。すべての対象者について，SARS 患者をケアするときに飛沫予防策および接触予防策に推奨されているようにマスク，手袋，ガウン，手洗いが実施されたかが調査されました。その結果，これら４つを実施したスタッフ 69 人は誰も感染しませんでした。一方，感染したスタッフ全員が少なくとも１つを実施していなかったのです。

結局，マスク，ガウン，手洗いをしたスタッフでは実施しなかったスタッフに比較して SARS に感染した者は少なかったのですが，多変量解析（註：複数の変数からなるデータを解析すること）するとマスクのみに有意差がみられました。すなわち，マスクの防御的な役割が明らかとなったのです。

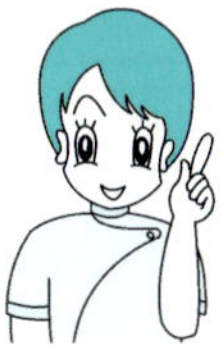

CDC は標準予防策，飛沫予防策，咳エチケットにおいては必要な場合のマスクの着用を推奨しています[2)]。

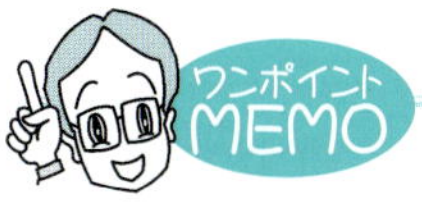

重症急性呼吸器症候群

重症急性呼吸器症候群（SARS：severe acute respiratory syndrome）は SARS コロナウイルスによる感染症です。SARS は 2002 年の広東省での症例から始まって，翌年の 2003 年には世界中に拡散しました。結局，8,000 人以上の患者が報告されましたが，台湾の症例を最後に終息しました。SARS の症状は 38℃以上の発熱，咳，呼吸困難などです。発症すると約 20% の患者が集中治療管理となり，急性呼吸窮迫症候群へ進行して死亡する例もありました。

●文献

1）Seto WH, et al. Effectiveness of precautions against droplets and contact in prevention of nosocomial transmission of severe acute respiratory syndrome（SARS）. Lancet 2003;361（9368）:1519-20.

2）CDC. Guideline for isolation precautions: Preventing transmission of infectious agents in healthcare settings. http://www.cdc.gov/hicpac/pdf/isolation/Isolation2007.pdf

マスク❸

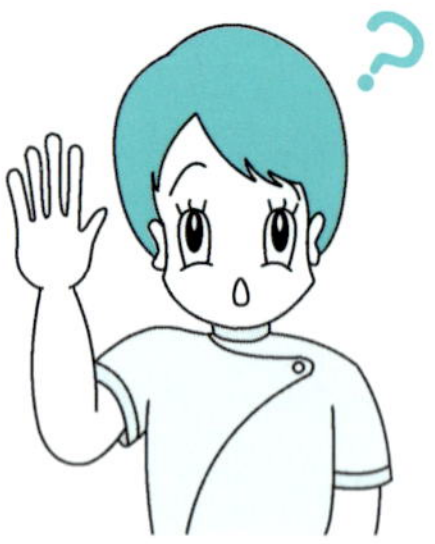

Question 17

マスクをつけていると，暑くて汗をかいてしまうのでマスクを外してもよいですか？

ケア環境別	ズバリ！ここが感染対策のポイント
（高度）急性期病院	マスクをする必要がある場所では暑くてもマスクを装着しなければなりません。逆に，マスクの必要がない場所ではマスクを外す，あるいはマスクをしないほうがよいのです。
回復期・慢性期病院	同上。
在宅	同上。

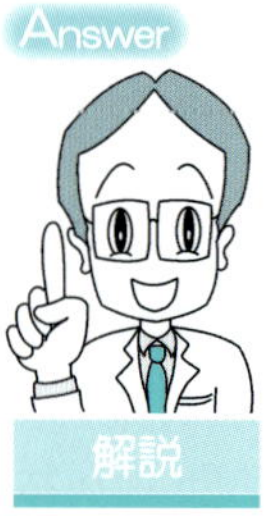

マスクを装着しなければならない状況については既に解説しました。ここではマスクを装着する必要がないのに装着している状況について解説したいと思います。このような場合にはマスクの装着はやめましょう。

病室に入室して患者をケアするとき，標準予防策では患者の飛沫を浴びる可能性があるときにマスクを装着します。そして，飛沫予防策では入室時に装着します。しかし，廊下やナースステーションでは患者ケアをしないので医療従事者はマスクを装着する必要はありません。ときどき，ナースステーションで電子カルテに診療録を入力しているときにもマスクを装着しているスタッフを見かけますが，このような場合にはマスクは必要ありません。

百日咳やインフルエンザなどの呼吸器感染症に罹患した患者は咳エチケットとしてマスクの装着が必要となります。これは外来待合室などでは是非とも実施してほしいと思います。個室病室において

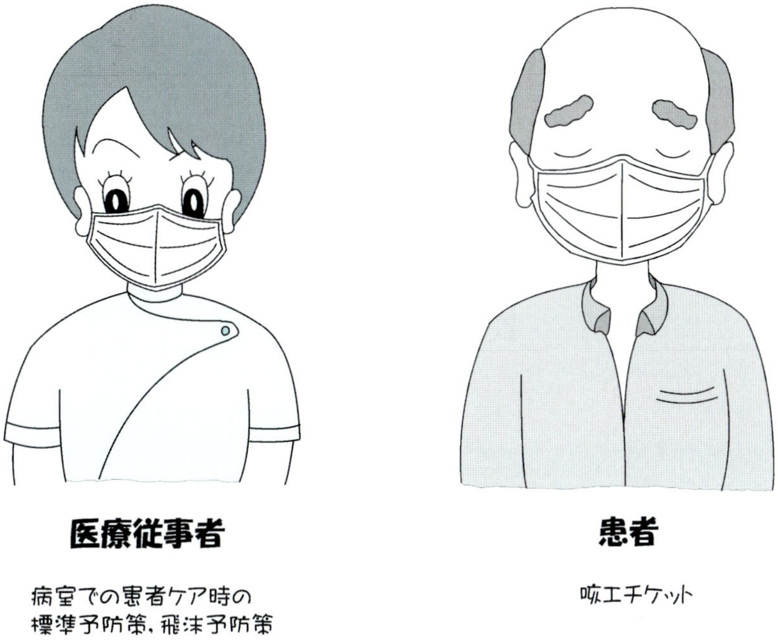

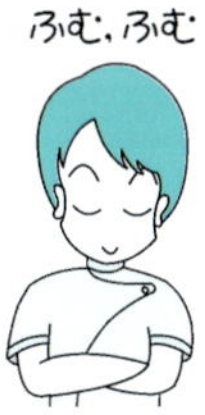

も医療従事者が患者の近くにいるときには咳エチケットは必要なのでマスクを装着します。しかし，他に誰も室内にいなければ咳エチケットの必要はありません。ときどき，呼吸器感染症に罹患している患者が感染対策として 24 時間マスクをしているのを見かけますが，室内に患者のみがいる状況ならばマスクの必要はないのです。

すべてのマスク（N95 マスクも含む）には共通の弱点があります。それは濡れたら効果がなくなるということです。マスクは空気がフィルタを通過することによって効果を発揮します。しかし，唾液や汗などによってマスクが濡れてしまうとフィルタの通気が悪くなり，マスクと顔面の隙間から空気が流入することになります。そのため，マスクは乾燥を維持するために必要時のみに装着するほうが有効なのです。もちろん，マスクが濡れたら交換する必要があります[1)]。

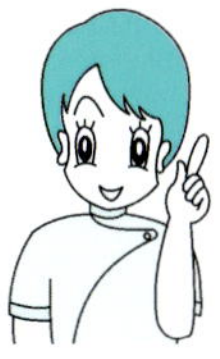

●文献
1）CDC. Guidelines for preventing the transmission of *Mycobacterium tuberculosis* in health-care settings, 2005. http://www.cdc.gov/mmwr/pdf/rr/rr5417.pdf

マスク④

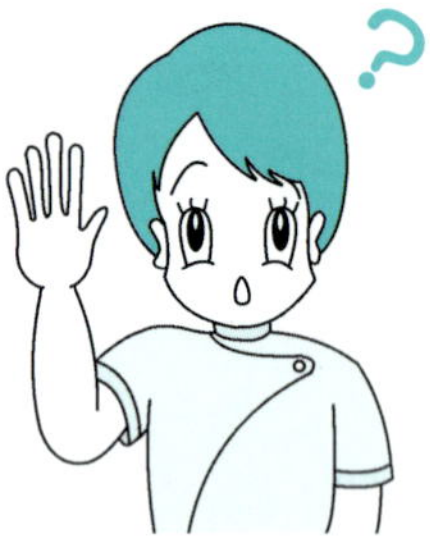

Question 18

サージカルマスクを２枚重ねて装着しているスタッフを見かけたことがあります。１枚よりも２枚のほうが効果はあるのですか？

ケア環境別	ズバリ！ここが感染対策のポイント
（高度）急性期病院	サージカルマスクは１枚の装着で十分効果を示します。２枚装着することで効果が減弱する可能性があります。
回復期・慢性期病院	同上。
在宅	同上。

Answer

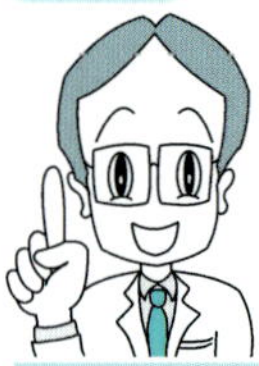

解説

サージカルマスクは湿った呼気によって濡れるとマスクを通過する空気流に対する抵抗性が増加してマスクの周辺から空気流が漏れ込むようになります[1)]。そのため，マスクが濡れた場合には患者のケア中であってもマスクを交換しなければなりません[1,2)]。それではサージカルマスクを２枚重ねるとどうなるのでしょうか？マスクを通過する空気流に対する抵抗性が増大するため，息苦しくなるのは当然ですが，それに加えて，マスクの周囲から空気が入り込むため，マスクのフィルタ効果がむしろ減弱する可能性があるのです。従って，サージカルマスクは必ず１枚の装着とし，鼻および口を覆うように，また，顔面に密着するようにして装着します。

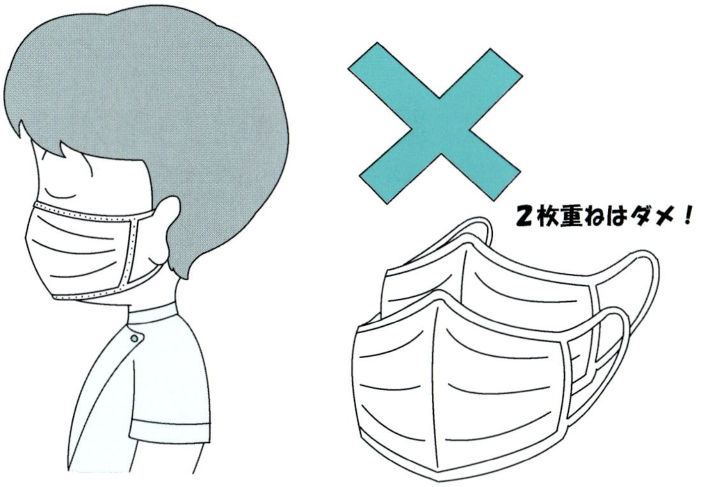

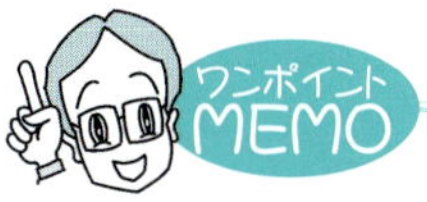

サージカルマスクの箱に記載されている「BFE　95%以上」「ΔＰ」について

BFE（Bacterial Filtration Efficiency）は「細菌濾過効率」といい，細菌を含む粒子 3.0μmをどれくらい捕集することができるかを示します。サージカルマスクの規格は 95%以上ですが，数値が高いほど濾過効率が高いと言えます。ただし，BFE はフィルター素材の性能なので，マスク全体としての性能を表しているわけではありません。

圧力差（ΔＰ / デルタ P）は，通気性の評価方法です。サンプルマスクに空気を通す前と通した後の圧力を測り，圧力の差をサンプルの表面積（cm^2）で割ります。ΔＰによってマスクを装着した際の息苦しさを推測できます。一般的に，$\Delta P < 2\ mmH_2O/cm^2$ ならば快適と言われています。

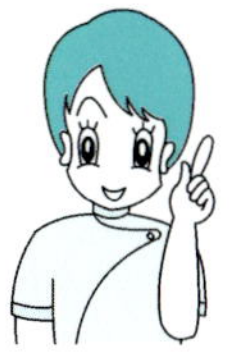

●文献

1）CDC. Guidelines for infection control in dental health-care settings. http://www.cdc.gov/mmwr/preview/mmwrhtml/rr5217a1.htm

2）CDC. Guidelines for preventing the transmission of *Mycobacterium tuberculosis* in health-care settings. http://www.cdc.gov/mmwr/pdf/rr/rr5417.pdf

ゴーグル❶

Question 19

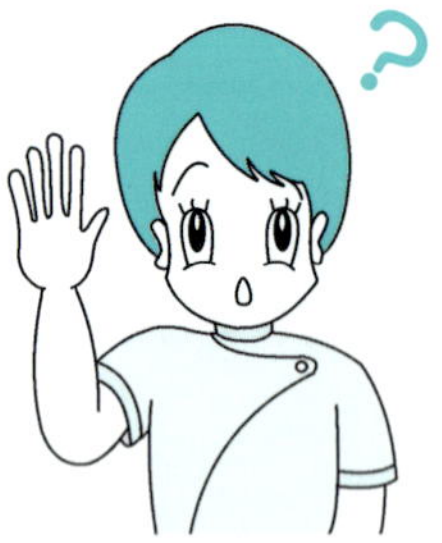

隔離の時「ゴーグルをつけてください」と言われますが，患者がどのような症状の時にゴーグルをつけるのですか？

ケア環境別	ズバリ！ここが感染対策のポイント
（高度）急性期病院 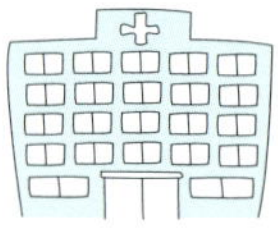	ゴーグルは目を保護するために使用します。患者からの呼吸器飛沫が飛散する場合，吸引時に気管切開部より喀痰が吹き出して飛び散る場合，器材洗浄時に洗浄剤が目に跳ね返る場合などに着用します。
回復期・慢性期病院 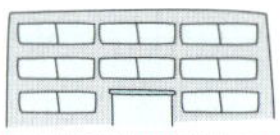	同上。
在宅 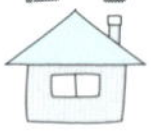	同上。

Answer

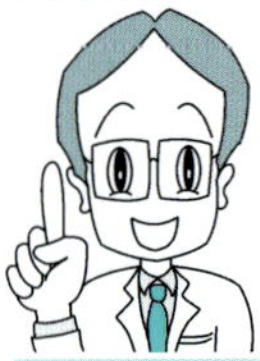

解説

血液，体液，分泌物，排泄物の飛沫やしぶきを作り出す処置（気管吸引，気管支鏡，侵襲的な血管措置など）を行うときには，眼を守るためにゴーグルを用います[1)]。しかし，ゴーグルが単独で用いられることはほとんどありません。眼に向かって飛び散ってくる飛沫は顔面全体にも飛び散るため，マスクも同時に使用することがほとんどです。ゴーグルは眼防御としては効果的であるものの，顔面の他の部分への飛散やしぶきを防御しないからです。

マスクとゴーグルを両方用いれば顔面の多くの部分を曝露から守ることができますが，マスクとゴーグルの隙間の顔面が汚染することがあります。そのため，顔面を完全に防御するためにマスクとゴーグルの替わりにフェースシールドを用いることもあります（図6）[1)]。

標準予防策を実施する場合，ゴーグルを着用するかどうかの判断は大変難しいものがあります。それは，医療従事者が「血液，体液，病原体の予想される曝露」によってどの個人防護具を選択するのか

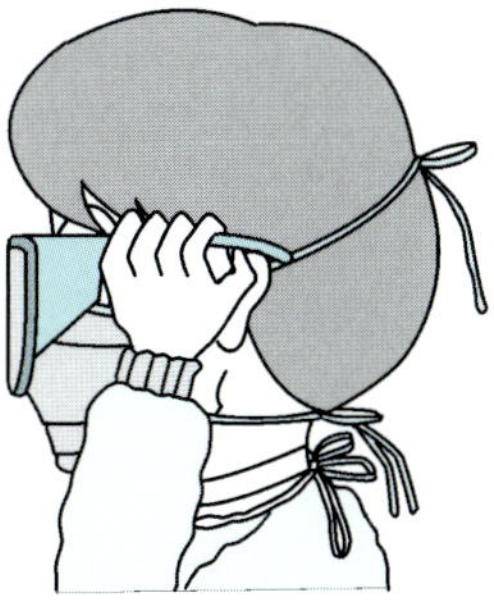

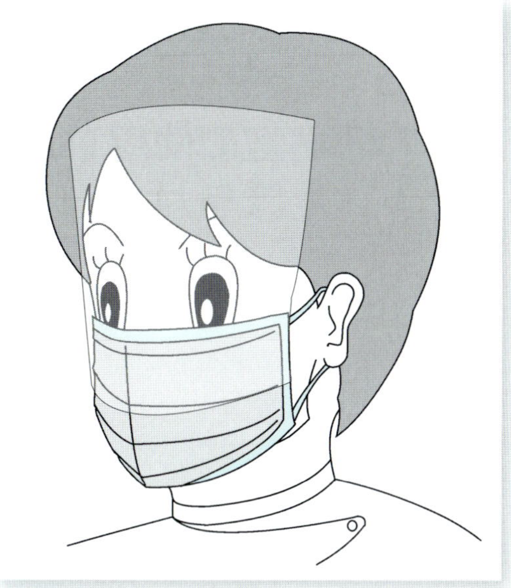

図6 フェースシールド

を判断しなければならないからです。例えば，静脈穿刺では，手袋のみで十分ですが，交通事故による外傷などで大量の血液が飛散する危険性があれば手袋やガウンのみならず，マスクとゴーグルまたはフェースシールドが必要となります[1)]。

時々，メガネをしているからゴーグルは必要ないという医療従事者がいますが，メガネはゴーグルとしては役目を果たしません。メガネは面積が小さいので患者の飛沫が眼に飛び込むのを防ぐことができないのです。また，飛沫を浴びて汚染したメガネを安全に取り扱うことも困難なのです。

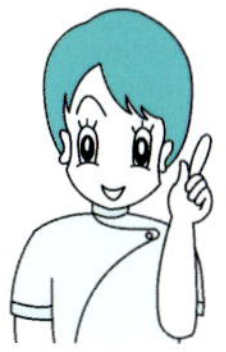

●文献

1）CDC. Guideline for isolation precautions: Preventing transmission of infectious agents in healthcare settings. http://www.cdc.gov/hicpac/pdf/isolation/Isolation2007.pdf

ゴーグル②

Question 20

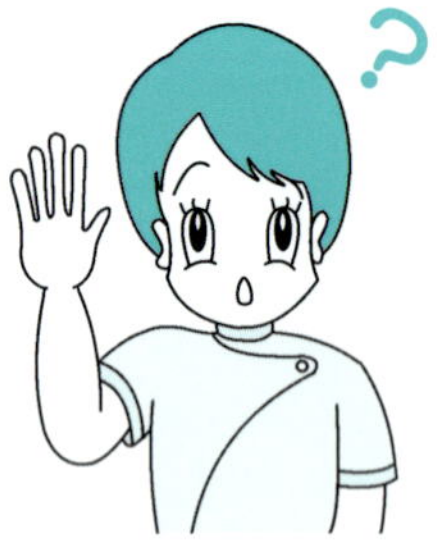

病室で使用したゴーグルは毎回交換したほうがよいですか？

ケア環境別	ズバリ！ここが感染対策のポイント
（高度）急性期病院 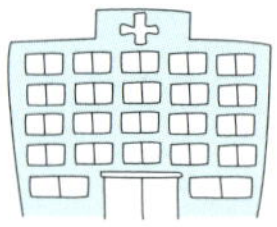	使用したゴーグルは，手袋やエプロンと同様に，飛沫などが付着している可能性があるので，毎回の交換が必要となります。
回復期・慢性期病院 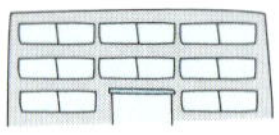	同上。ただ，毎回の使い捨ては費用面からも困難です。毎回交換できるように，洗浄して再利用できるものを用いることをお勧めします。
在宅 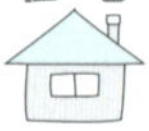	同上。

Answer

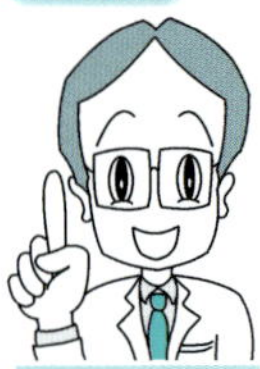

解説

ゴーグルを病室で用いた場合，患者の口腔や鼻腔から飛散した飛沫がゴーグルの表面に付着している可能性があります。そのようなゴーグルに手指が触れると，病原体が手指に付着して，病室外で手指を介して様々な環境表面を汚染してしまう可能性があります。そのため，ゴーグルは病室から退室したら必ず廃棄するようにします。しかし，毎回の廃棄によってコストや医療廃棄物の問題が発生するため，実際には洗浄が可能なゴーグルを用いて，再利用するのが現実的です（図７）。

ゴーグルを取り外す場合には，手袋を外して手指消毒した手指にてゴーグルを取り外すことが大切です[1)]。手袋を装着したままでゴーグルを取り外すと手袋に付着している病原体によって顔面などが汚染されてしまうからです。手袋は患者ケアのあとには最も不潔

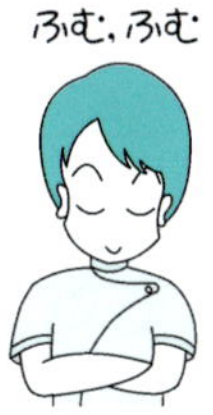

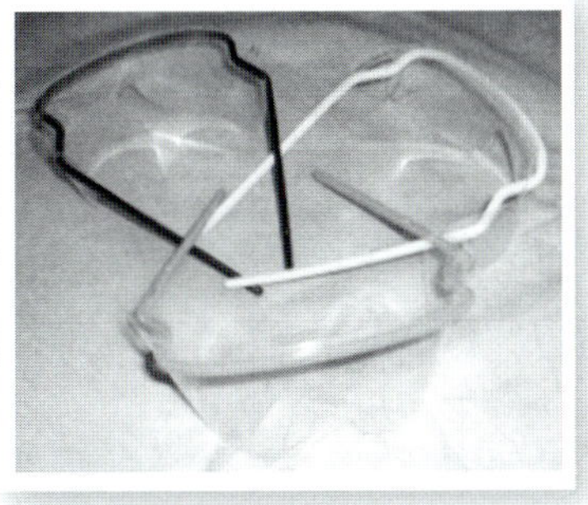

図7 ディスポのゴーグル
（セイフヴュー™アイシールド，キンバリークラーク・ヘルスケア・インク社）

なものと認識すべきであり，退室するときには最初に取り外すことが大切です。またゴーグルを外したあとも手指衛生が必要です。

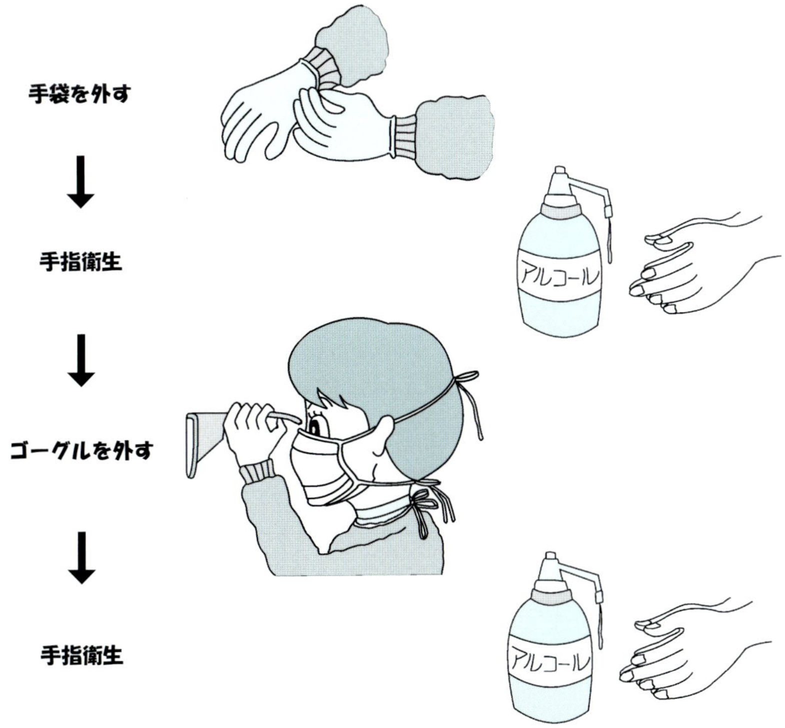

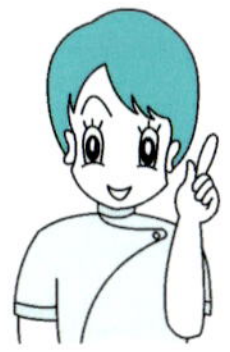

●文献
1）CDC. Guideline for isolation precautions: Preventing transmission of infectious agents in healthcare settings. http://www.cdc.gov/hicpac/pdf/isolation/Isolation2007.pdf

ガウン・エプロン❶

Question 21

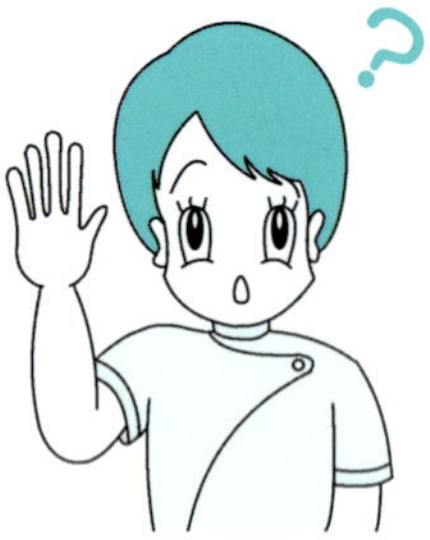

喀痰からMRSAが検出されています。検温だけなら個人防護具(ガウンなど)は装着しなくてもよいですか？

ケア環境別	ズバリ！ここが感染対策のポイント
(高度)急性期病院	喀痰からMRSAが検出されている場合，患者に咳嗽などの症状がなく，周辺に喀痰を飛散させることがなければ，検温だけなら手指衛生のみで対応は可能です。しかし，咳嗽が強く，MRSAを含んだ飛沫が飛び散る可能性があるならば個人防護具は必要となります。
回復期・慢性期病院	同上。
在宅	強い咳嗽がなければ個人防護具は必要ありません。しかし，手指衛生の徹底は必要です。

Answer

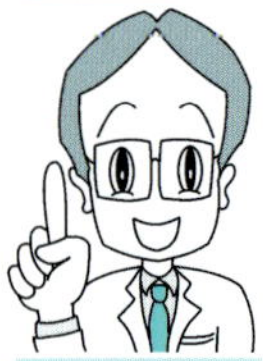

解説

喀痰からMRSAが検出されているだけで咳嗽がなければ，病室に入室している医療従事者に喀痰飛沫が付着することはありません。そのため，ガウンなどの個人防護具（PPE）の着用は必要ないのです。しかし，患者の衣類やベッド柵などにはMRSAが付着しており，検温するときにそこに触れることになるので手指はMRSAによって汚染されます。従って，検温のあとの手指衛生は必須となります。一方，患者が誤嚥性肺炎などで咳嗽が強い場合にはMRSAを含んだ喀痰を周辺に飛散させていますので，そのような病室に入室するときは医療従事者はPPEが必要となります。

MRSAは手指を介して伝播する耐性菌であることからMRSA対策として最も大切なことは手指衛生です。衣類などの汚染の危険性がなければPPEを装着する必要はありません。このような対応は(高度)急性期病院，回復期・慢性期病院，在宅医療のいずれにおいても共通です。特に強調したいことはPPEを装着すればMRSA対策として

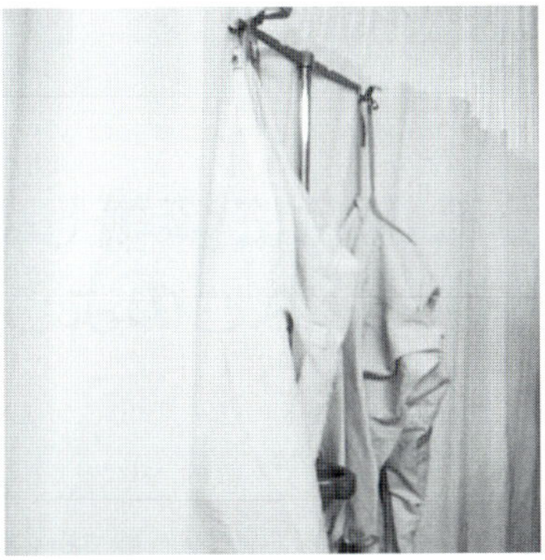

図8 共有の布ガウン

病室内や廊下に布ガウンがぶら下げてあり，入室するスタッフはこれを装着してから入室している。しかし，ガウンは汚染されているので，病原体がスタッフの身体や手指に付着する可能性がある。

成立するという考え方は適切ではないということです。同じガウンが病室の入り口にぶら下げてあり，それを複数の医療従事者が装着して入室するのは形式だけの感染対策です（図8）。MRSAは乾燥した環境表面に数週間生息できるので，使用後のガウンの表面にはMRSAが付着しています。同じガウンを着回すことによって医療従事者にMRSAが付着してしまうのです。ガウンなどのPPEは毎回廃棄しなければなりません。検温だけなら，形式のみのガウンテクニックといったPPEの装着よりも手指衛生を徹底するほうが感染対策としては有効なのです。

CDCは多剤耐性菌ガイドラインの中で耐性菌には2段階で対応することを推奨しています[1)]。第1段階はすべての医療施設において日常的な対策として実施しなければならない一般的推奨であり，標準予防策が中心となります。第2段階は，日常の感染対策の実施にもかかわらず，多剤耐性菌の発生率や罹患率が減少しない場合，または，疫学的に重要な多剤耐性菌の最初の症例またはアウトブレイクが医療施設や病棟内で確認された場合に実施すべき対策であり，接触予防策を実施することになります。

従って，MRSAは基本的には標準予防策を実施します。すなわち，手指衛生を徹底し，衣類などが患者の喀痰飛沫などで汚染されることが予想される場合にはPPEを装着することになります。そして，アウトブレイクが発生している場合などでは接触予防策に切り替えます。

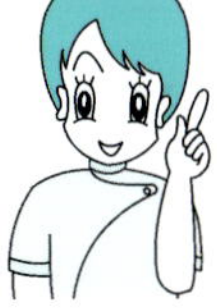

●文献

1）CDC. Management of multidrug-resistant organisms in healthcare setting. http://www.cdc.gov/hicpac/pdf/guidelines/MDROGuideline2006.pdf

ガウン・エプロン❷

Question 22

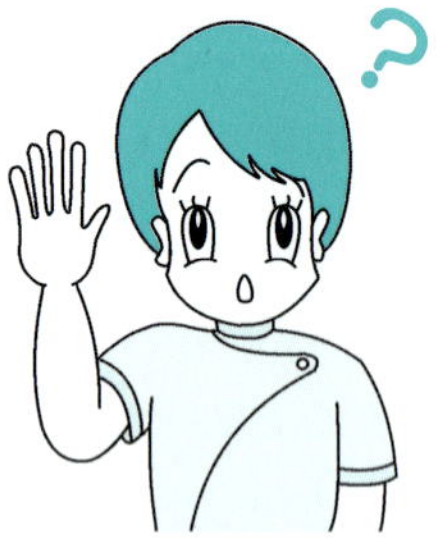

エプロンはどのような場合に装着し，エプロンを使用したあとにはどのように取り外したらよいですか？

ケア環境別	ズバリ！ここが感染対策のポイント
（高度）急性期病院	エプロンは衣類が血液や体液によって汚染される可能性がある場合に着用します。使用した後は自分自身および周囲環境を汚染させないようにして取り外します。
回復期・慢性期病院	同上。
在宅	同上。

Answer

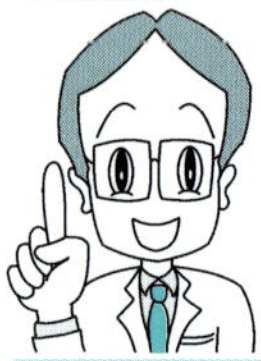

解説

エプロンは医療従事者の衣類が血液，体液，その他の感染性物質で汚染することを防ぐために用います。患者ケアのあとにエプロンを取り外すときには病室の外部環境を汚染しないように，病室から去る前に脱ぐようにします。この場合，衣類や皮膚の汚染を防ぐ方法（エプロンの外部の「汚染した」側を内側にして包み込んで，廃棄容器に捨てる）で脱ぎます（図９）。

❶

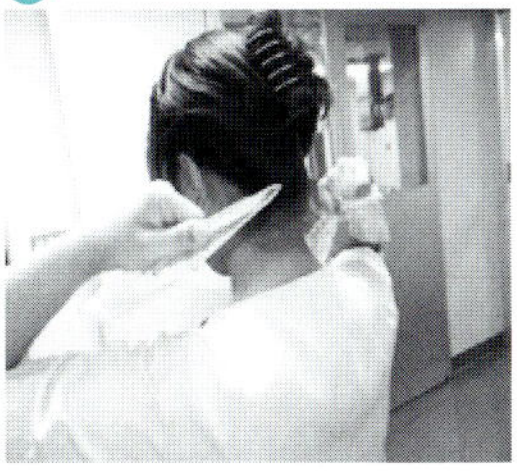

エプロンの首元をつかんで，引きちぎる。

❷

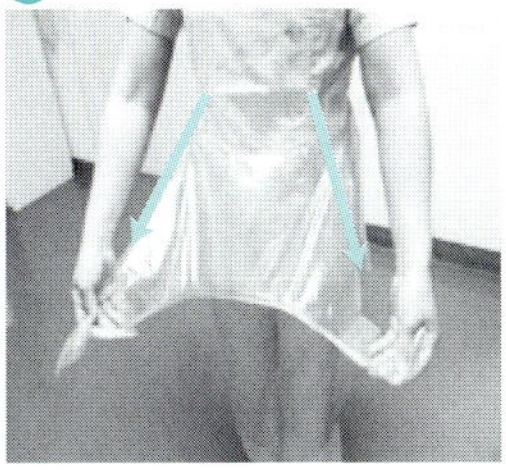

❶の手をそのまま下におろし，汚染部分が内側になるように腰の辺りで折りたたむ。

❸

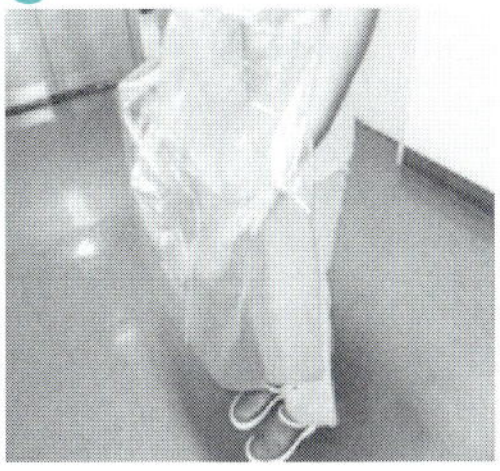

エプロンの内側に手を入れる。

❹

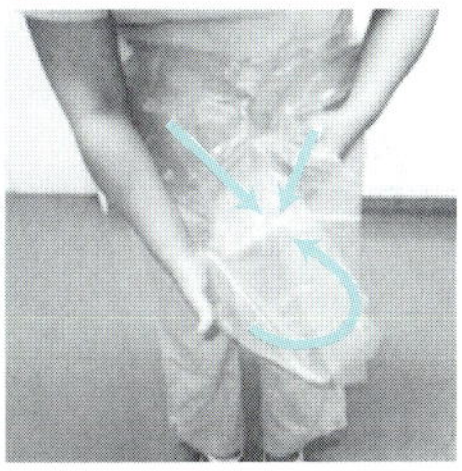

内側に入れた両手で汚染部分を中央に寄せ片手で裾を持ち上げる。

❺

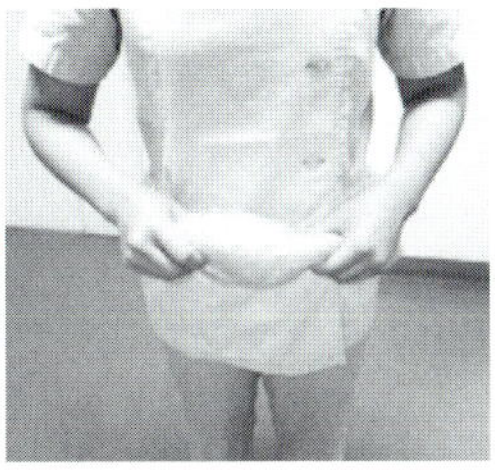

持ち上げた裾を中央にまとめて丸め込む。

❻

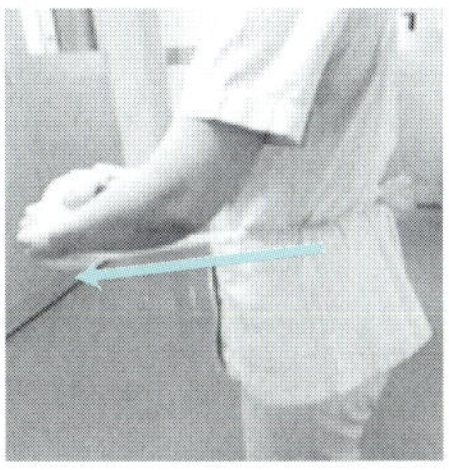

そのまま前に引っ張り，腰ひもをちぎる。

❼

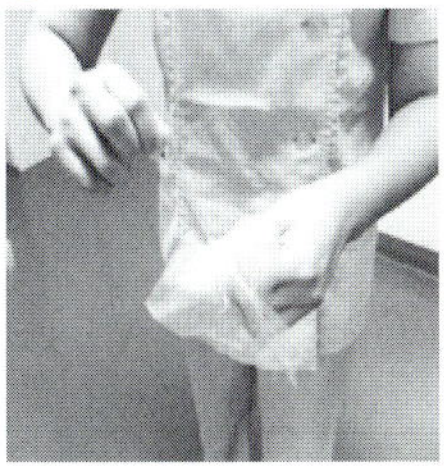

腰ひもを用いて小さくまとめる。

図9　エプロンの正しい外し方

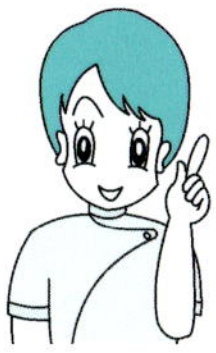

Ⅲ. 病原体別

MRSA
インフルエンザ
ノロウイルス
結核
疥癬

MRSA ❶

Question 23

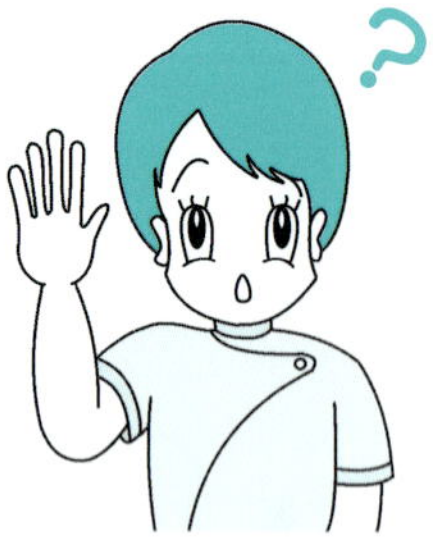

入院・転院の患者全員にMRSAの検査をしていますが，これは必要ですか？

ケア環境別	ズバリ！ここが感染対策のポイント
（高度）急性期病院 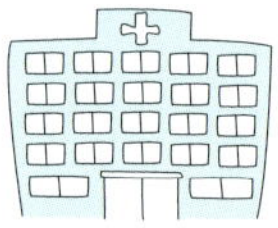	全員のMRSA培養は必要ありません。集中治療室では実施することが有効なことがあります。
回復期・慢性期病院 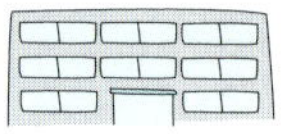	全員のMRSA培養は必要ありません。
在宅 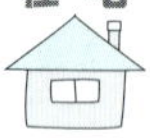	該当なし。

Answer

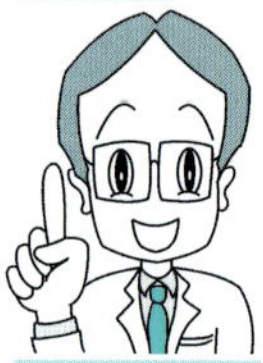

解説

MRSA（メチシリン耐性黄色ブドウ球菌）は患者の体内で新しく発生することはなく，外部からの伝播によって感染します。MRSAの主な感染経路は医療従事者の**手指**です。実際，MRSAがいろいろな環境表面（聴診器，床，カルテ，家具など）から分離されることがありますが，環境表面がMRSAの感染源になることはほとんどありません。むしろ，黄色ブドウ球菌の主な貯蔵庫はヒトであるため，ヒトがMRSAの重大な感染源であるといえます[1]。

MRSAの感染経路は，❶ MRSAが定着もしくは発症している患者，❷ MRSAが定着もしくは発症している医療従事者の体部，❸ MRSAが混入している体液によって汚染された道具や環境表面，に接触した「（特に医療従事者の）**手指**」です。そのため，手指衛生が徹底していればMRSAが病棟内で伝播することはありません。しかし，多忙な状況では，手指衛生が不十分になることが多々見受けられます。実際，集中治療室では「判別・隔離されていない患者」からのMRSA伝播の頻度は「判別・隔離された患者」の38倍であったと

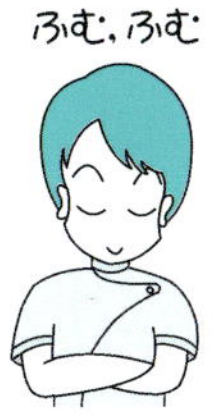

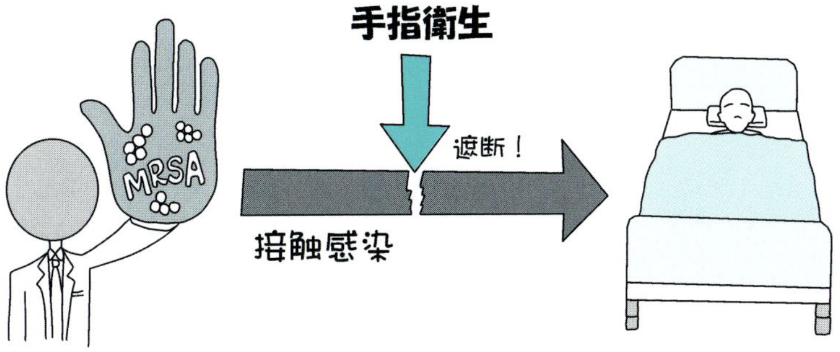

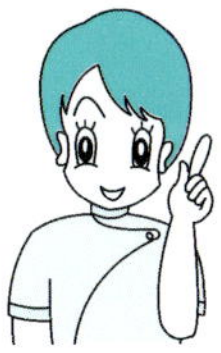

いう報告があります[2)]。これは MRSA の保菌患者に対しては手指衛生するが，保菌が確認されていない患者には手指衛生が不十分であったことを示唆しています。もし，手指衛生が 100% 実施されていたら，このような差異はないはずです。特に，集中治療室では医療従事者の手指が患者に頻繁に触れるため，MRSA が容易に伝播できる状況になっています。さらに，MRSA を保菌した場合に感染症を発症してしまうほどの脆弱な患者が入院しているので，一般病棟よりも徹底した感染対策が必要となります。こうしたことから，集中治療室では保菌者の判別のための積極的監視培養（入室時および隔週など）が必要となるかもしれませんが，一般病棟では日常的な手指衛生の徹底に焦点を合わせた感染対策のほうが実践的です。

ワンポイントMEMO

MRSA

MRSA はメチシリン耐性黄色ブドウ球菌（methicillin-resistant *Staphylococcus aureus*）の略語です。メチシリンに感受性のあるものは MSSA（methicillin-sensitive *Staphylococcus aureus*）といいます。MRSA はメチシリンのみならず，βラクタム系抗菌薬への耐性を獲得しています。国内では 1980 年代の後半より増加し，現在では院内感染の重要な病原体（院内感染型 MRSA）となっています。1990 年代以降，健康な成人や小児で感染症を呈する市中感染型 MRSA が報告され，新しい脅威となってきましたが，院内感染型 MRSA とは臨床的，疫学的，細菌学的に異なっていて，院内感染型 MRSA による感染症のリスクファクター（手術や透析など）のない人に発症します。

●文献

1）CDC. Guideline for environmental infection control in healthcare facilities. http://www.cdc.gov/hicpac/pdf/guidelines/eic_in_HCF_03.pdf
2）SHEA guideline for preventing nosocomial transmission of multidrug-resistant strains of *Staphylococcus aureus* and *Enterococcus*. Infect Control Hosp Epidemiol. 2003, 24, 362-386.

MRSA ❷

Question 24

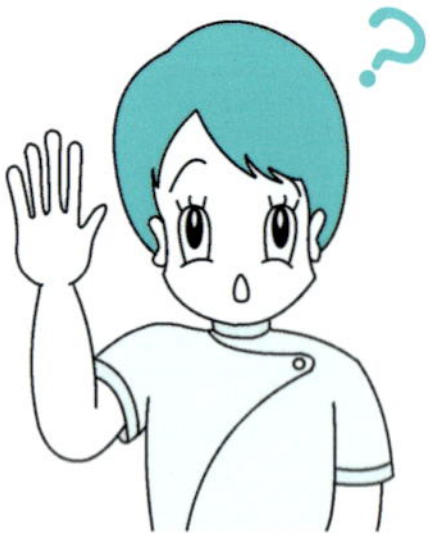

MRSA の患者の身体を拭いたタオルはどのように処理すればよいですか？

ケア環境別	ズバリ！ここが感染対策のポイント
（高度）急性期病院 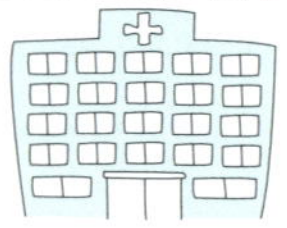	どのような患者に用いたタオルであっても 80℃ 10 分で洗濯します。洗濯業者行きのランドリー袋に入れます。
回復期・慢性期病院 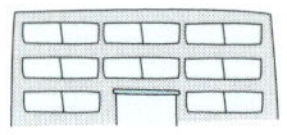	自施設もしくは洗濯業者にて 80℃ 10 分で洗濯します。
在宅 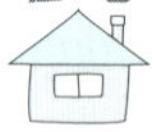	家庭用の洗濯機での洗濯でかまいません。心配であれば，次亜塩素酸ナトリウムを使用します。

Answer

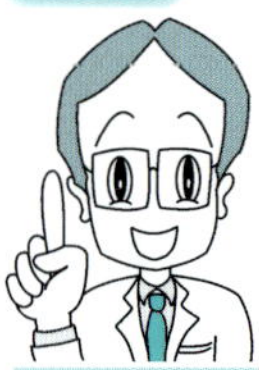

解説

患者の身体を拭いたタオルの処理は患者が MRSA に感染しているか否かには関係ありません。HBV などの血液媒介病原体に感染している患者についても同様です。タオルはスポルディングの分類ではノンクリティカルに分類されます。従って，タオルは洗浄すればよいということになります。重要なことは,「滅菌」「消毒」「洗浄」は器具や器材がこれからどのように用いられるのかによって決定されるのであって，どの患者に用いたかには左右されないということです [1)]。従って，MRSA 感染者が用いたタオルであるからといって特別な処理が必要ということはありません。病院や洗濯業者ではタオルは熱湯洗浄（80℃ 10 分）されており，これは有効な洗濯消毒法です。家庭では一般的な洗濯機でタオルを洗濯すればよいのです。

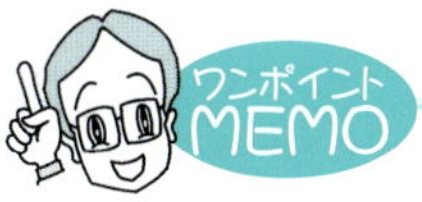

スポルディングの分類

スポルディングの分類では医療器具を「クリティカル器具」「セミクリティカル器具」「ノンクリティカル器具」の３つのカテゴリーに分けています（図10）[1]。「クリティカル器具」は血管内に直接挿入したり，無菌である体内区域に挿入される器具のことであり，外科手術器具や血管内カテーテルなどです。クリティカル器具には滅菌が必要です。「セミクリティカル器具」は正常粘膜に接する器具のことであり，内視鏡や気管支鏡などです。セミクリティカル器具には高水準消毒もしくは滅菌が必要です。「ノンクリティカル器具」は正常皮膚に接触するけれども，粘膜には接触しない器具です。ノンクリティカル器具には松葉づえやコンピューターなどがあり，これには洗浄で対応します。ドアノブや床などの環境表面もノンクリティカルに分類されます。

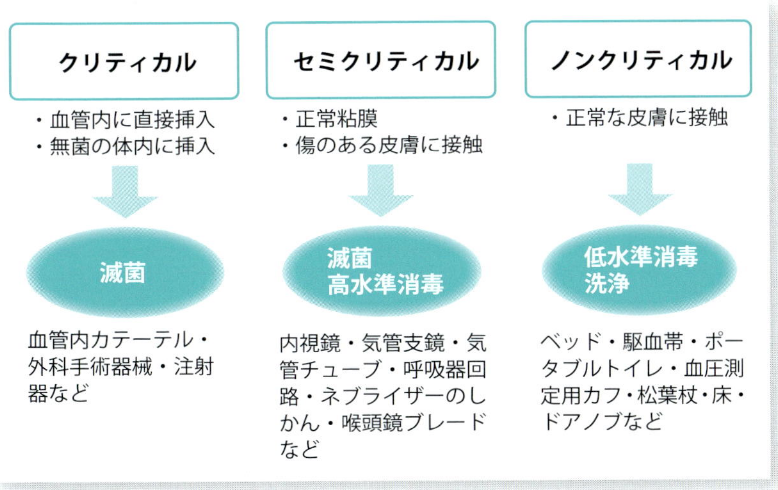

図10 医療用器材の３つのカテゴリー（スポルディングの分類）

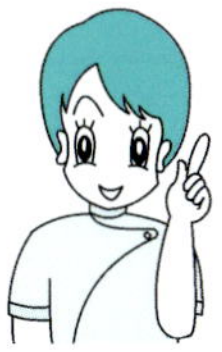

●文献
1）CDC. Guideline for disinfection and sterilization in healthcare facilities. http://www.cdc.gov/ncidod/dhqp/pdf/guidelines/Disinfection_Nov_2008.pdf

MRSA ❸

Question 25

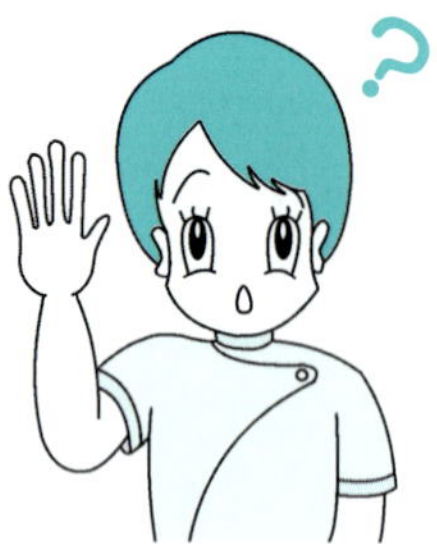

MRSA の患者に，個室が確保できない場合，大部屋のカーテンを閉じて対応していますが，病室の出入口のドアは閉めなくてもよいですか？

ケア環境別	ズバリ！ここが感染対策のポイント
(高度)急性期病院 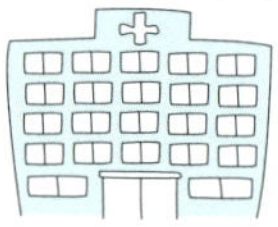	MRSA は接触感染です。空気感染ではありませんので，病室のドアを開けておいても感染対策上，問題ありません。
回復期・慢性期病院 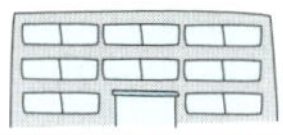	同上。
在宅 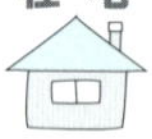	該当なし。

Answer

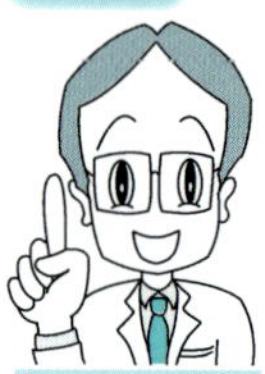

解説

MRSA は主に医療従事者の手指を介して患者から患者に伝播していきます。病室の出入り口のドアの開閉は空気感染する感染症（結核，水痘，麻疹）においては重要な意味を持ちますが，MRSA 対策としては意味を持ちません。そのため，必ずドアを閉めるということは必要ないのです。また，大部屋のカーテンを閉じることも感染対策にはほとんど影響しません。しかし，患者が呼吸器系に MRSA を保菌していて咳嗽のときに喀痰を周辺に飛び散らす危険性があるならば，カーテンは有効かもしれません。

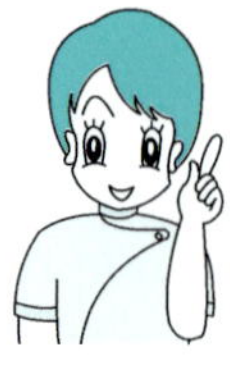

MRSA ❹

Question 26

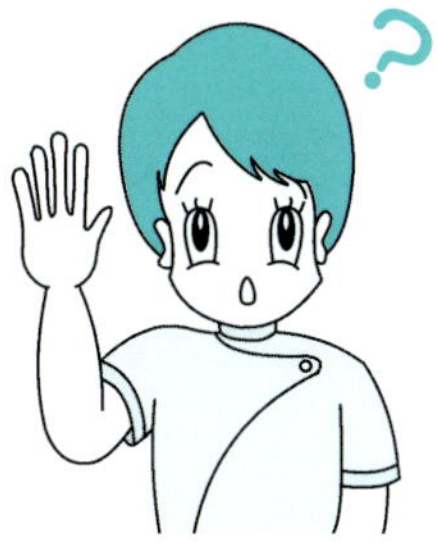

気切部の喀痰からMRSAが検出されている患者には，吸引時どのように対応すればよいですか？

ケア環境別	ズバリ！ここが感染対策のポイント
（高度）急性期病院 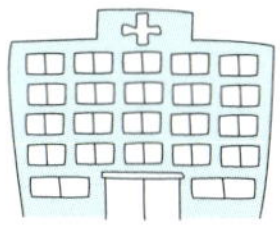	吸引時に，咳やむせ込みが予想されるならば，喀痰飛沫に曝露しないようにガウン，マスク，手袋，ゴーグルを着用します。
回復期・慢性期病院 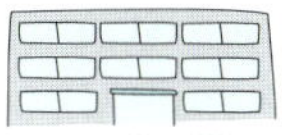	同上。
在宅 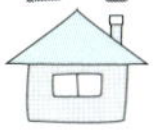	吸引時の咳込みで実施者（家族など）の衣服や鼻腔などが汚染される場合は，ガウンやマスクを着用します。

Answer

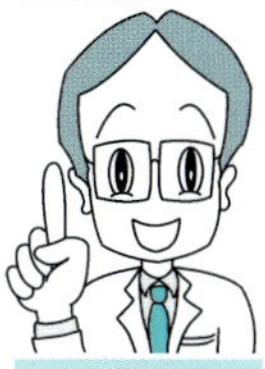

解説

前述したように，MRSAは医療従事者の手指を介して，患者から患者へ伝播していく耐性菌です。そのため，MRSA対策としては医療従事者の手指衛生が最も大切であり，病室に入室するときにガウンが必ずしも必要ということはありません。しかし，喀痰の吸引などで患者が咳をしたり，むせ込んだりして，飛沫が飛散する可能性があるときには個人防護具を装着して吸引しなければなりません。これはMRSAの感染の有無に関係なく実施すべき対応であり，標準予防策としての対応となります[1]。吸引時に患者が強く咳き込むと，飛沫が広範囲に飛び散り，医療従事者の顔面や体幹に付着します。そのような曝露を避けるためにガウン，ゴーグル，マスク，手袋を使用するのです。

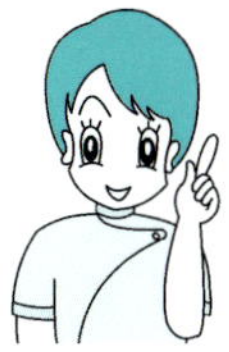

●文献

1）CDC. Guideline for isolation precautions: Preventing transmission of infectious agents in healthcare settings. http://www.cdc.gov/hicpac/pdf/isolation/Isolation2007.pdf

インフルエンザ❶

Question 27

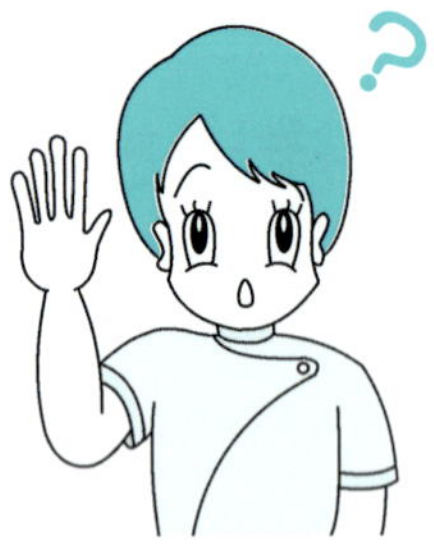

インフルエンザにかかった場合，どの程度仕事を休まなくてはいけないですか？

ケア環境別	ズバリ！ここが感染対策のポイント
（高度）急性期病院	アセトアミノフェンなどの解熱剤を使用しない状況で，解熱してから少なくとも24時間以上経過してから職場復帰します。防護環境では「発症から７日間経過するまで」もしくは「症状がすべて改善するまで」勤務することを避けます。
回復期・慢性期病院	アセトアミノフェンなどの解熱剤を使用しない状況で，解熱してから少なくとも24時間以上経過してから職場復帰します。
在宅	訪問医療の場合も同上。また家族も上記の条件を満たすまで患者との接触は避けます。

Answer

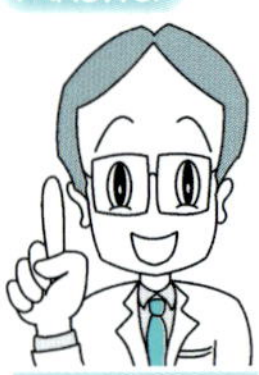

解説

学校保健安全法では「発症後５日を経過し，かつ解熱した後２日（幼児は３日）を経過するまで」の出席停止となります[1)]。ただし，これは学校について適用されるものであって，病院などの医療機関にそのまま適用する必要性はありません。医療従事者がインフルエンザに罹患した場合の休務期間は「成人のインフルエンザ患者からウイルスは何日間排出するか？」「医療従事者が担当する患者がインフルエンザに罹患した場合には重篤になるほどの状況か？」ということで決められます。

まず，インフルエンザウイルスの排出について解説します。インフルエンザウイルスは気道で増殖し，飛沫感染にて伝播します。飛沫には大量のウイルスが含まれていて，インフルエンザ発症後24〜48時間で排出はピークに達します。インフルエンザ患者が感染性を示す期間は，成人では発症の１日前から発症後約５日であり，

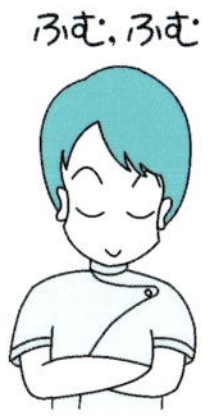

発症後の3日間が最も感染力が強いことが知られています。小児では10日以上も感染性を示すことがあり，重症の免疫不全患者では何週間～何ヵ月もウイルスを排出し続けることがあります。

それでは医療従事者がインフルエンザに罹患した場合の休務期間はどの程度なのでしょうか？まず，医療従事者は健康な成人であり，小児でも重症の免疫不全患者でもありません。そのため，ウイルスの排出が遷延するということはありません。CDCはインフルエンザに罹患した医療従事者の職場復帰のタイミングについて「アセトアミノフェンなどの解熱剤を使用しない状況で，解熱してから少なくとも24時間以上経過するまでは勤務しない」としています[2)]。この場合，咳や鼻汁が残っていたとしても，解熱していれば職場復帰は可能になります。当然，勤務に戻ったあとには咳エチケットを遵守しなければなりませんし，頻回な手指衛生も必要です。ここで強調すべきことは，防護環境にいる造血幹細胞移植患者のケアに戻るのであれば，「発症から7日間経過するまで」もしくは「症状がすべて改善するまで」と条件が厳しくなることです[2)]。これは造血幹細胞移植患者がインフルエンザに罹患すると重症になるからです。

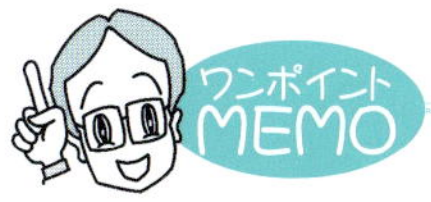

防護環境

防護環境は同種造血幹細胞移植患者のためのアスペルギルス対策としての陽圧環境で，「無菌室」などと呼ばれています。廊下，トイレ，前室に比して，室内が陽圧となっている特殊な治療区域であり，空気は病室から隣接区域に流れるように設計されています。さらに，HEPAフィルタを用いて濾過空気を室内に流入させ，時間当たり12回以上の換気を行い，病室への空気の漏れを最小限度にした環境となっています。

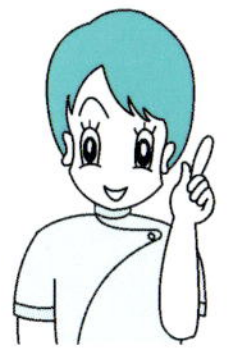

●文献

1）文部科学省　学校保健安全法施行規則の一部を改正する省令の施行について（通知）. http://www.mext.go.jp/b_menu/hakusho/nc/1319523.htm

2）CDC. Prevention strategies for seasonal influenza in healthcare settings. http://www.cdc.gov/flu/professionals/infectioncontrol/healthcaresettings.html

インフルエンザ❷

Question 28

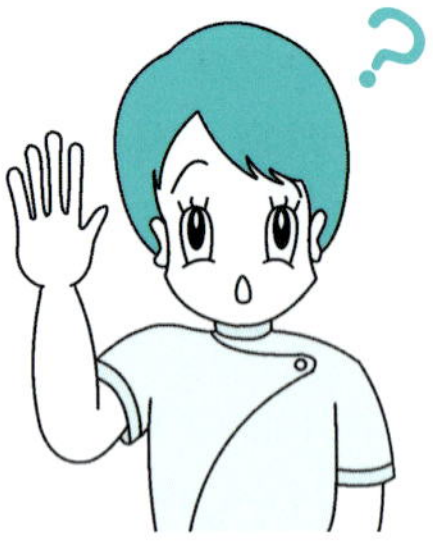

インフルエンザを疑う患者が外来受診をする場合，どのような対応をしたらよいですか？

ケア環境別	ズバリ！ここが感染対策のポイント
（高度）急性期病院	外来エリアでは，他の患者と接触しないように待機・診察ができる場所を確保します。また，患者が咳エチケットできるような環境も整えます。
回復期・慢性期病院	同上。
在宅	該当なし。

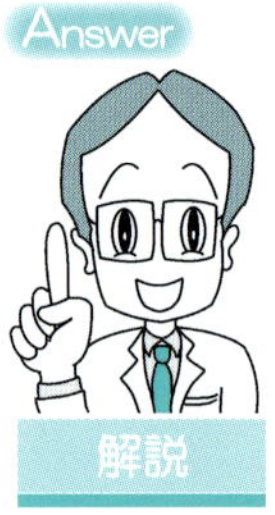

インフルエンザを疑う患者が外来受診するときは「咳エチケット」を遵守してもらいます（図 11）。咳エチケットはインフルエンザ疑いの患者のみでなく，咳，充血，鼻水，喀痰の増加などの症状のあるすべての人が医療施設（救急外来や病院受付など）に入るときに適用し，「咳をするときにはティッシュにて口と鼻を覆う」「咳をしている人はサージカルマスクを装着する」「呼吸器分泌物に接触したあとは手指衛生をする」「待合室においては呼吸器感染のある人から空間的分離（理想的には＞ 1m）を確保する」などがあります。

外来では，空間的分離を確保するために別室にて待機・診察するのがよいと思われます。また，**サージカルマスク**を提供して，アルコール手指消毒薬にて手指衛生をしてもらいます。患者によっては，「自分はアレルギー性鼻炎だから大丈夫だ！」などと言う人がいますが，咳エチケットは喘息，アレルギー性鼻炎，慢性閉塞性肺疾患のように感染症ではない疾患の患者にも必要なのです [1]。

インフルエンザの流行期に発熱や咳症状があるにもかかわらず，外来で診察待ちをしている患者がいます。マスクはしているものの，手洗いを全くしない人もいます。このような状況は是非とも避けたいので，咳エチケットを啓発することが大切です。

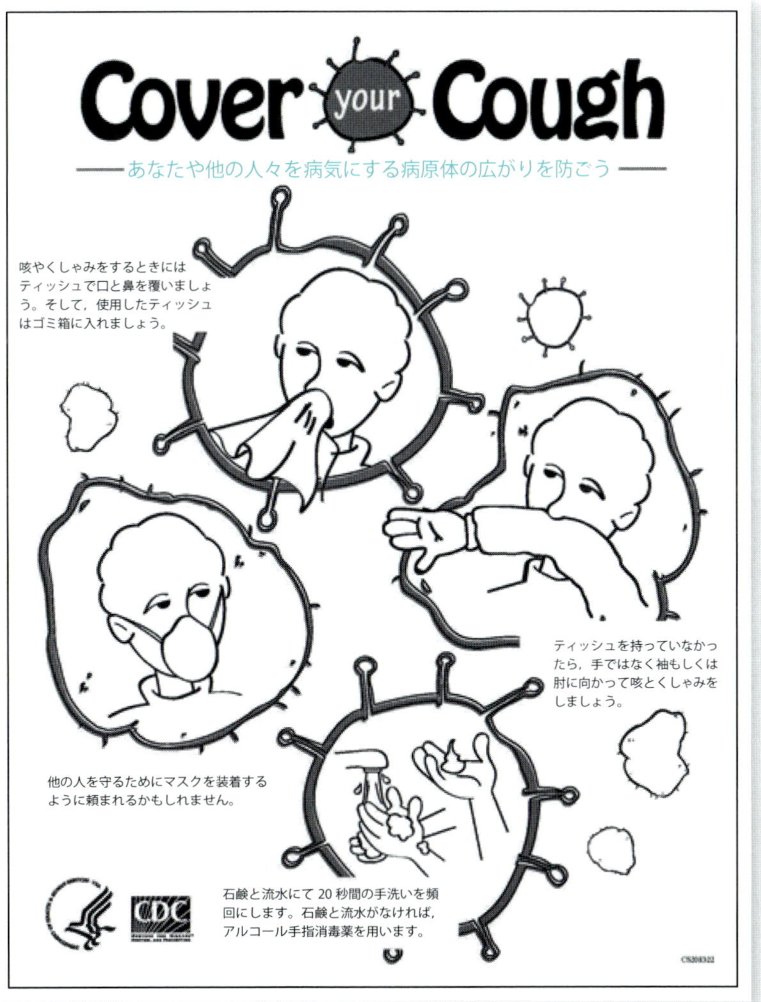
Cover your Cough
あなたや他の人々を病気にする病原体の広がりを防ごう
咳やくしゃみをするときにはティッシュで口と鼻を覆いましょう。そして，使用したティッシュはゴミ箱に入れましょう。
ティッシュを持っていなかったら，手ではなく袖もしくは肘に向かって咳とくしゃみをしましょう。
他の人を守るためにマスクを装着するように頼まれるかもしれません。
石鹸と流水にて20秒間の手洗いを頻回にします。石鹸と流水がなければ，アルコール手指消毒薬を用います。
CDC

図11 咳エチケットのポスター
(http://www.cdc.gov/flu/pdf/protect/cdc_cough.pdf)

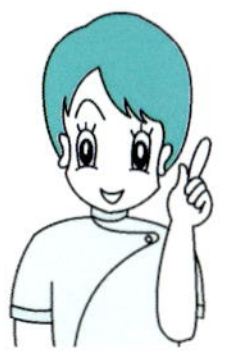

●文献

1）CDC. Guideline for isolation precautions: Preventing transmission of infectious agents in healthcare settings. http://www.cdc.gov/ncidod/dhqp/pdf/guidelines/Isolation2007.pdf

インフルエンザ③

Question 29

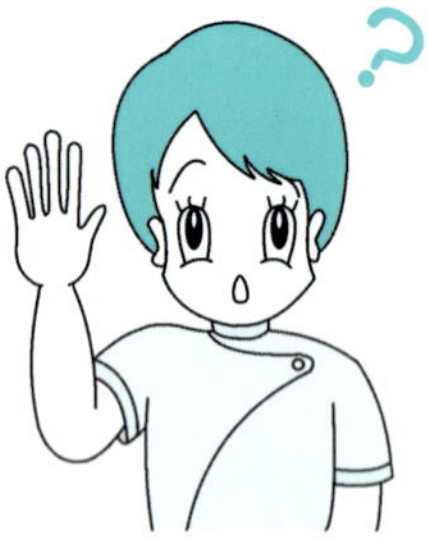

同居の家族がインフルエンザになったのですが，自分は働いてもよいですか？

ケア環境別	ズバリ！ここが感染対策のポイント
（高度）急性期病院 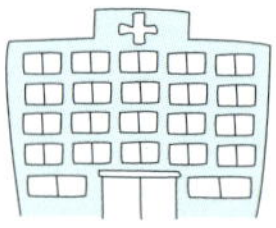	現在，症状がなければ勤務継続は可能です。しかし，インフルエンザの発症直前の可能性があるので，サージカルマスクの装着と手指衛生は実施します。
回復期・慢性期病院 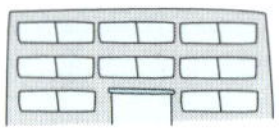	同上。
在宅 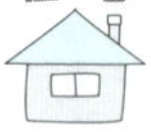	同上。

Answer

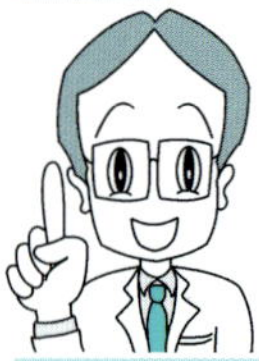

解説

インフルエンザを発症しない限り，勤務することは可能です。しかし，同居家族がインフルエンザに罹患した場合にはその医療従事者もインフルエンザウイルスに感染している可能性が極めて高いといえます。同居家族は一緒に過ごす時間が長く，濃厚接触しており，しかも，家庭での咳エチケットの徹底は困難だからです。

既に述べたように，インフルエンザ患者が感染性を示す期間は，成人では発症の 1 日前から発症後約 5 日までです。すなわち，インフルエンザに曝露した人は症状がなくても，発症 1 日前ならば感染性があります。従って，同居家族にインフルエンザが発生した医療従事者は潜伏期間が過ぎてインフルエンザを発症しないことが確認されるまでは**サージカルマスク**を装着することをお勧めします。もちろん，**手指衛生**も大切です。

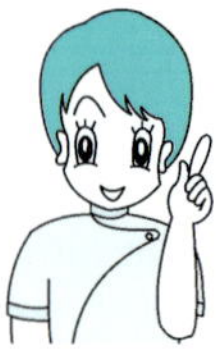

ノロウイルス❶

Question 30

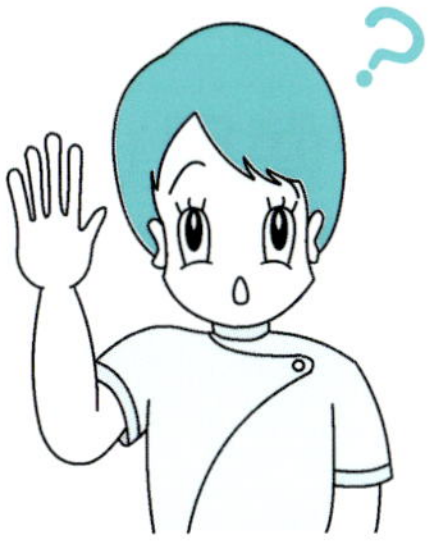

アルコールはノロウイルスに効果がないと聞きました。手指消毒には，アルコールの代わりに次亜塩素酸ナトリウムを使用してよいですか？

ケア環境別	ズバリ！ここが感染対策のポイント
（高度）急性期病院	手指衛生に次亜塩素酸ナトリウムを使用してはいけません。ノロウイルスはアルコールへの感受性が低いので，ノロウイルスの患者のケアをした場合は，石鹸と流水の手洗いが必要です。次亜塩素酸ナトリウムは生体消毒薬ではないので，手指消毒に用いると手荒れがひどくなってしまいます。
回復期・慢性期病院	同上。
在宅	石鹸と流水による手洗いをしてください。

Answer

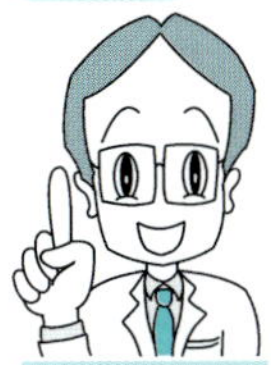

解説

適切な手指衛生はノロウイルス感染を予防し，伝播を防止するための最も重要な方法です。石鹸と流水による手洗いによって，手指に緩く付着しているウイルスを機械的に除去することができます。手指衛生は石鹸と流水による手洗いが推奨されています[1)]。

次亜塩素酸ナトリウムは環境や器具の消毒に用いられる消毒薬であり，生体消毒薬ではありません。次亜塩素酸ナトリウムを手指に用いると手荒れを引き起こすことがあります。手荒れのある皮膚はノロウイルスのみならずMRSAや緑膿菌などの他の病原体も生息しやすい環境となるため，院内感染を引き起こす原因にもなるのです。ノロウイルス対策として次亜塩素酸ナトリウムを手指衛生に用いることによって他の微生物によるアウトブレイクが発生するようなことはあってはならないのです。

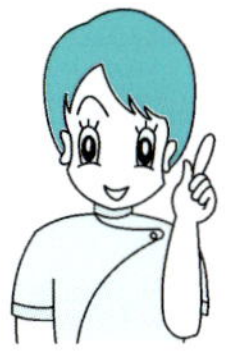

●文献

1）CDC. Updated norovirus outbreak management and disease prevention guidelines. http://www.cdc.gov/mmwr/pdf/rr/rr6003.pdf

ノロウイルス❷

Question 31

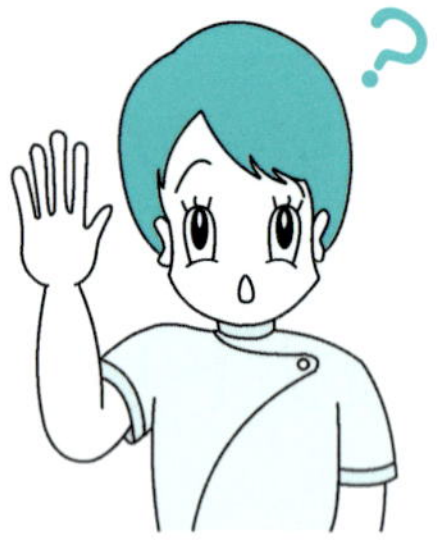

ノロウイルス胃腸炎の患者が使用した便座はどのようにしたらよいですか？

ケア環境別	ズバリ！ここが感染対策のポイント
(高度)急性期病院	1,000ppm（0.1％）の次亜塩素酸ナトリウムを用いて清拭・消毒します。
回復期・慢性期病院	トイレを共有する場合は，使用するトイレを決めて，1,000ppm（0.1％）の次亜塩素酸ナトリウムを用いて清拭・消毒します。
在宅	家族もしくは患者自身の排便後には 1,000ppm（0.1％）の次亜塩素酸ナトリウムで清拭・消毒します。

Answer

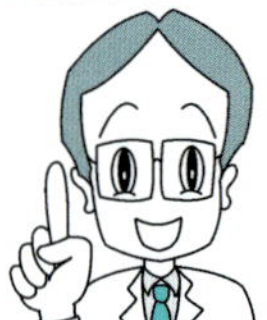

解説

便座はスポルディングの分類（p63 参照）ではノンクリティカルに分類されるので日常的には家庭用洗浄剤による清掃で対応します。しかし，ノロウイルス胃腸炎の患者が利用した場合には便座の表面にノロウイルスが付着している可能性があるので，**次亜塩素酸ナトリウム**を用いた消毒を行います。ノロウイルスは感染性が強く，少数（18 個）のウイルスで感染を成立させることができます。従って，肉眼的に見えない程度の下痢便が付着していても感染源となりますので，消毒することになります。

CDC はノロウイルスガイドラインにおいて，環境消毒薬としては 1,000 ～ 5,000ppm（0.1 ～ 0.5％）の次亜塩素酸ナトリウムを推奨しています。そして，この濃度で作成した場合は 24 時間以内に使用しなければならないとしています。ただし，濃度を 2 倍（2,000 ～ 10,000 ppm）（0.2 ～ 1％）にすれば保存可能となり，30 日以内に使用すればよいとしています[1]。

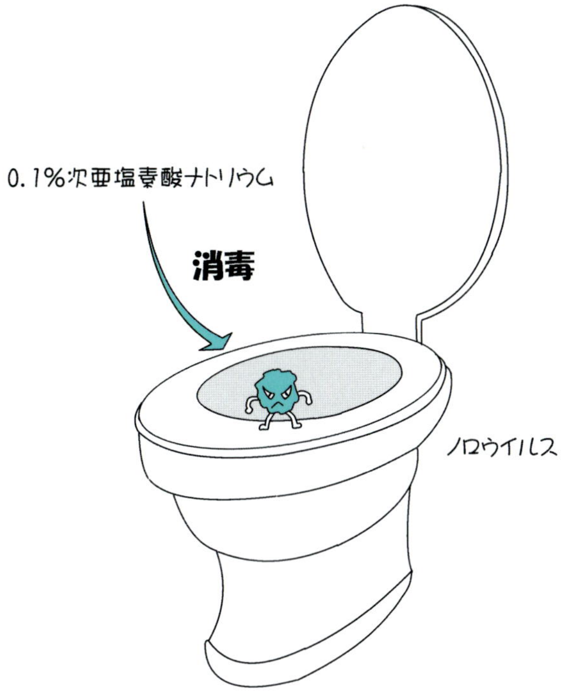

ただ，1,000ppm（0.1%）の次亜塩素酸ナトリウムには臭いの問題があるので，十分な換気が必要です。濃度をもっと低くして対応することも可能かもしれませんが，その場合には次亜塩素酸ナトリウムを使用する前にその部分を十分に洗浄して，蛋白や汚れを十分に除去しておく必要があります。

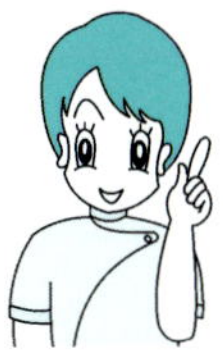

●文献
1）CDC. Updated norovirus outbreak management and disease prevention guidelines. http://www.cdc.gov/mmwr/pdf/rr/rr6003.pdf

ノロウイルス❸

Question 32

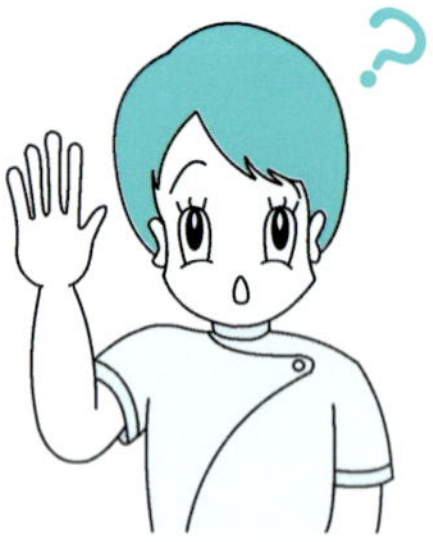

ノロウイルス胃腸炎の患者の排泄物で汚染したリネンはどのように処理したらよいですか？

ケア環境別	ズバリ！ここが感染対策のポイント
（高度）急性期病院 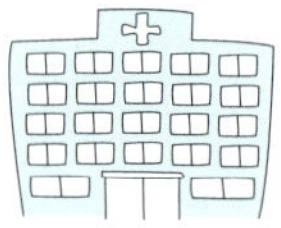	糞便や吐物で汚染したリネンは，洗濯業者に出す前に一次処理をしなくてはなりません。有機物を落とし，洗い流してウイルス量を減少させます。その後，熱水消毒か塩素系消毒を行ってから，洗濯業者に洗濯を出します。
回復期・慢性期病院 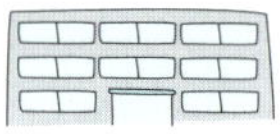	同上。
在宅 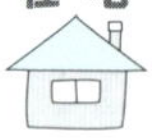	糞便や吐物で汚染したリネンは洗い流してウイルス量を減少させます。その後，塩素系消毒薬で消毒してから通常の洗濯を行います。

Answer

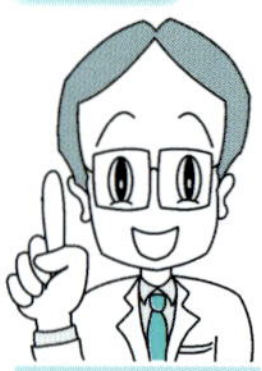

解説

（高度）急性期病院や回復期・慢性期病院においてはリネンの洗濯を外部委託しているところが多いのですが，ノロウイルスなどによって感染の危険性のあるリネンについては施設内で消毒してから委託することとなっています[1]。この場合の消毒は蒸気による消毒（蒸気滅菌器によって100℃以上の湿熱に10分以上作用），熱湯による消毒（80℃以上の熱湯に10分以上浸す），塩素剤による消毒（次亜塩素酸ナトリウム250ppm［0.025%］に30℃で5分間浸す）などがあります[1]。やむを得ない場合には感染の危険のある旨を表示した上で，密閉した容器に収めて持ち出すことも可能です[1]。

在宅では外部委託することはないので，自宅にて処理します。この場合，洗剤を入れた水の中で静かにもみ洗いし，約200ppm（0.02%）の次亜塩素酸ナトリウムで5分間漬け置きします。その後は通常の洗濯をします。これに加えて，高温の乾燥機などを使用すると殺菌効果は高まります。布団などすぐに洗濯できない場合はスチーム

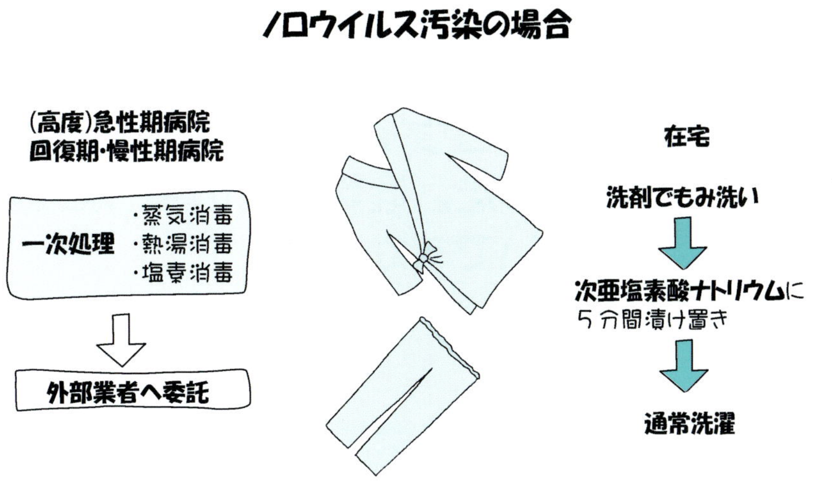

アイロンや布団乾燥機を使うと効果的です[2)]。

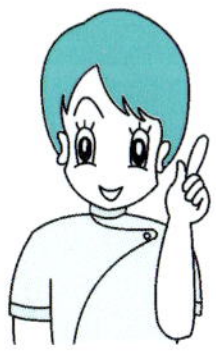

●文献
1）病院，診療所等の業務委託について．厚生省［平成5年2月15日　指第14号］，厚生労働省［平成19年3月30日　医政経発第0330001号］一部改正
2）厚生労働省：ノロウイルスに関するQ & A，http://www.mhlw.go.jp/topics/syokuchu/kanren/yobou/040204-1.html

コラム

ヒト・メタニューモウイルス

ヒト・メタニューモウイルスは2001年に初めて同定された病原体です。幼児の肺炎による入院の約5～15%はこの病原体にて引き起こされています。成人はこのウイルスへの抗体を持っていますが，高齢者や免疫不全者では再感染がみられることがあります。症状は軽度上気道感染から呼吸不全と幅広く，超高齢や心臓呼吸器疾患患者では重症となることがあります。潜伏期は5～6日です。

ノロウイルス❹

Question 33

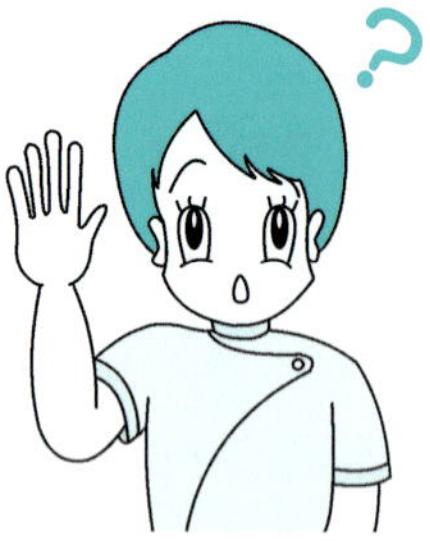

ノロウイルス胃腸炎の患者が嘔吐しました。吐物はどのように処理したらよいですか？

ケア環境別	ズバリ！ここが感染対策のポイント
（高度）急性期病院	以下の手順で行います[1]。 ①汚染場所の周辺には，関係者以外の人が近づかない。 ②使い捨て手袋とサージカルマスク，袖付のビニールエプロンを着用する。 ③嘔吐物は使い捨ての布や新聞紙などで外側から内側に向けて，拭き取り面を折り込みながら静かに拭き取る。 ④使用した布や新聞紙などはすぐにビニール袋に入れて処分する。 ⑤嘔吐物が付着していた床とその周囲を 1,000ppm（0.1%）の次亜塩素酸ナトリウムで拭く。 ⑥処理後は手袋をはずして石鹸と流水で手洗い。手袋は，使った布や新聞紙等と同じように処分する。
回復期・慢性期病院	同上。
在宅	自宅には手袋やビニールエプロンはないので，マスクをして新聞紙などで吐物を除去するようにします。その後，1,000ppm（0.1%）の次亜塩素酸ナトリウムで環境表面を消毒してから，手洗いをします。エプロンをつけていなければ衣類がノロウイルスに汚染する可能性があります。そのため，処置を終えたあとには衣類を洗濯します。

Answer

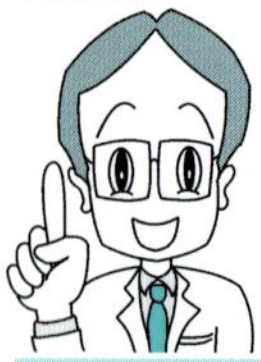

解説

まず，嘔吐物に感染性があることを示した興味深いアウトブレイクの事例を紹介します[2]。

事例

1998 年 12 月 7 日，126 人の人々がホテルの夕食会に参加しました。午後 8：30 に 1 人の女性が光沢のある木製の床に嘔吐しましたが，テーブルに飛散することはありませんでした。嘔吐物はウエイターが迅速にモップで除去，消毒しましたが，52 人の人々がノロウイルス胃腸炎となったのです。食事テーブルについて発病率を解析してみると，嘔吐した人からの距離と発病率に逆相関がみられました。このアウトブレイクはノロウイルスのエアロゾルによるものと示唆されたのです。

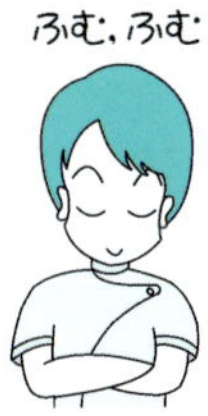

ノロウイルスは嘔吐物にも含まれており，少数のウイルス量であっても感染は成立しますから，嘔吐物の処理は適切に実施しなければなりません。まず，嘔吐が発生した場所の空気中にはノロウイルスを含んだ**エアロゾル**が浮遊していると考え，汚染場所の周辺には，関係者以外の人が近づかないようにします。嘔吐物を処理する人がノロウイルスに曝露しないように，使い捨て手袋と袖付のビニールエプロンを着用しますが，サージカルマスクを忘れてはなりません。エアロゾルの吸い込みを避けるためです。嘔吐物の処理は周辺に拡散しないように静かに拭い取り，すぐにビニール袋に入れて処分します。それでも少数のノロウイルスが環境表面に残っていますので，殺菌するために 1,000ppm（0.1%）の次亜塩素酸ナトリウムで消毒します。このような処置によって手指が汚染していますので，手袋を外して石鹸と流水で手洗いをすることが大切です。

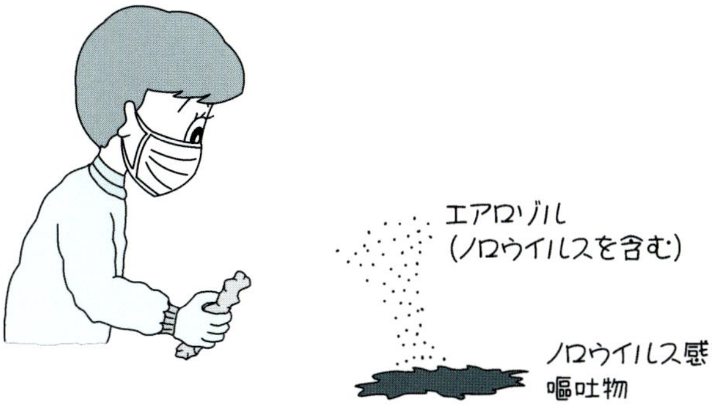

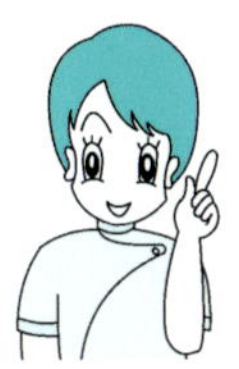

●文献

1）東京都福祉保健局．社会福祉施設等におけるノロウイルス対応標準マニュアルダイジェスト版．http://idsc.tokyo-eiken.go.jp/assets/diseases/gastro/pdf-file/norodigest20.pdf

2）Marks PJ, et al. Evidence for airborne transmission of Norwalk-like virus（NLV）in a hotel restaurant. Epidemiol Infect 2000;124:481-487.

ノロウイルス⑤

Question 34

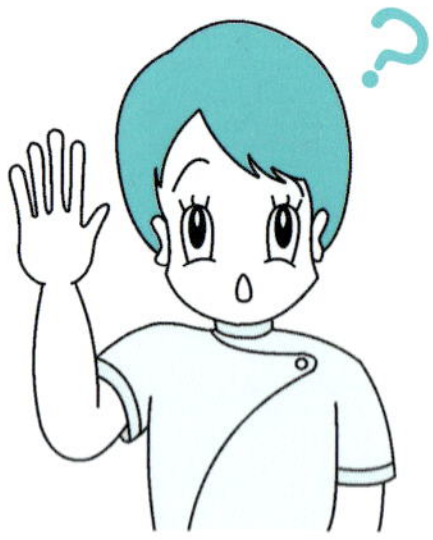

職員がノロウイルス胃腸炎にかかって休んでいます。どれくらいの期間休んだら働けますか？

ケア環境別	ズバリ！ここが感染対策のポイント
(高度)急性期病院	ノロウイルスの症状がなくなり48時間経過したら就業は可能です。ただノロウイルスは排泄物から4週間程度検出されることがあるので，トイレ後の手指衛生を行う事が絶対条件です。
回復期・慢性期病院	同上。
在宅	ノロウイルスの症状がなくなり48時間経過した家族や医療従事者は手指衛生を実施しながら，患者をケアできます。

Answer

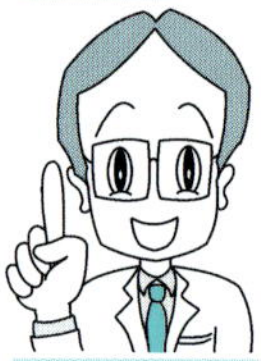

解説

ノロウイルス胃腸炎では感染してから4週間はウイルスが便中に検出されますが，ウイルス排出のピークは感染後2～5日です。この頃は糞便1グラム当たり約1,000億個のウイルス量となることが知られています。このように糞便中に4週間もウイルスが検出されるならば，ノロウイルス胃腸炎に罹患した医療従事者は4週間も休務しなければならないのかというと，そうではありません。CDCは「発病した医療スタッフや食品取扱者は発病期間および症状の改善後48～72時間は休務する」としています[1)]。すなわち，症状が消失して48～72時間経過すれば糞便にウイルスが残存していても職場復帰できるのです。どうしてなのでしょうか？

実は，ウイルスが検出されたからといって，それに感染力があるか否かは不明なのです。ヒトノロウイルスには細胞培養系や小動物モデルがないので，検出されたウイルスが感染性を持っているかどうかが確認できません。また，症状が消失したあともウイルスを排

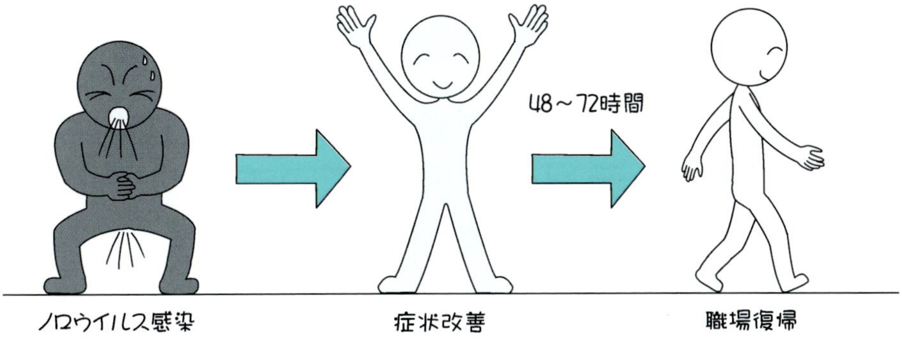

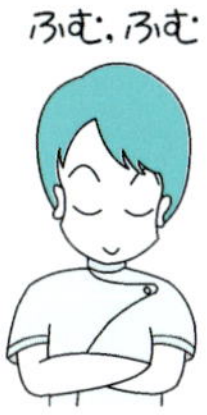

出していますが，有症者よりはウイルス量が少ないのです。

それでもやはり，4 週間の休務が必要という判断を下すとなると一つの矛盾が生じます。ノロウイルス感染者の最大 30% が無症状ですが，便にはウイルスを排出しています。しかし，無症状ですから感染に気づくこともなく仕事をしているわけです。つまり，ノロウイルスの症状が改善した人に休務を求めておいて，症状のないノロウイルス感染者は勤務するという状況を作り出すことになるのです。従って，症状が改善してから 48 ～ 72 時間が経過した時点で職場復帰させるのが最も適切なのです。ただし，手指衛生が徹底されなければなりません。

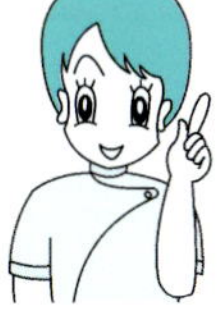

●文献
1）CDC. Updated norovirus outbreak management and disease prevention guidelines. http://www.cdc.gov/mmwr/pdf/rr/rr6003.pdf

結核❶

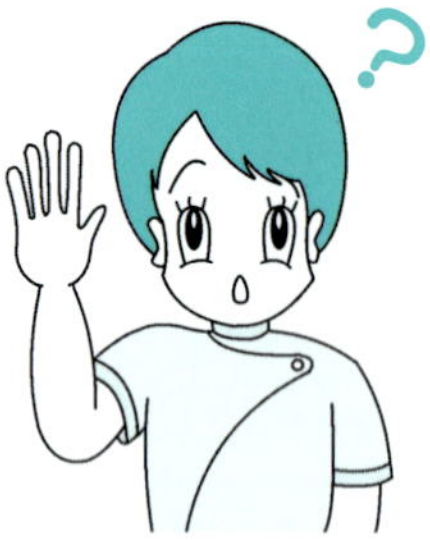

Question 35

結核の患者の部屋は個室ですが，カーテンのみ閉めています。ドアは閉めなくてもよいですか？

ケア環境別	ズバリ！ここが感染対策のポイント
（高度）急性期病院 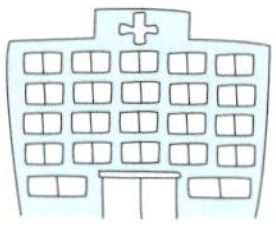	結核は空気感染しますので，ドアは閉めておく必要があります。
回復期・慢性期病院 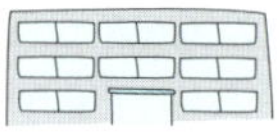	同上。
在宅 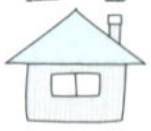	該当なし。

Answer

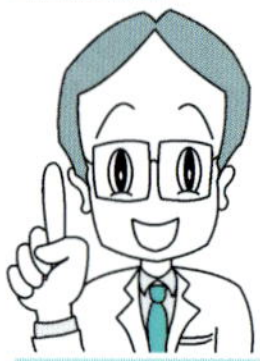

解説

結核は**空気感染**します。空気感染は直径５ミクロン以下の飛沫核に病原体が乗って，空気中を浮遊し，ヒトからヒトに伝播するという感染経路です。従って，結核菌に汚染した空気が室外に流出しないように，結核の患者は空気感染隔離室という陰圧の病室（トイレや浴室も設置されている）に入室します。しかし，すべての医療施設に空気感染隔離室が完備されているわけではないので，その場合には個室に入院させます。個室においても空気が室外に流出するのを防ぐためにドアは閉めておかなければなりません[1)]。もちろん，排菌している肺結核の患者は空気感染隔離室を持つ結核治療病院に迅速に転院する必要があります。インフルエンザや百日咳のように飛沫感染する感染症の患者の病室のドアは開けておいてもかまいませんので，これと混乱しないようにします。

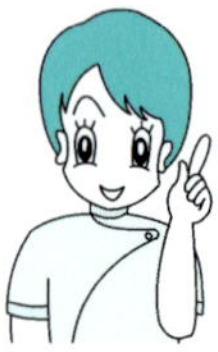

●文献

1) CDC. Guideline for isolation precautions: Preventing transmission of infectious agents in healthcare settings. http://www.cdc.gov/ncidod/dhqp/pdf/guidelines/Isolation2007.pdf

結核❷

Question 36

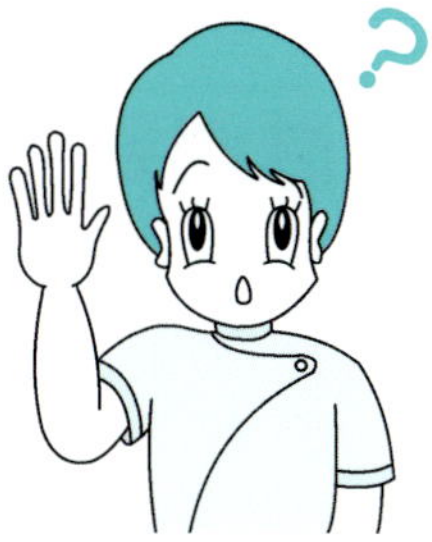

保健所から入院患者に「1ヵ月前に入院していた病院で，同室者から結核が発生したので，接触者健診の対象者になった」と連絡が入りました。この患者の隔離は必要ですか？

ケア環境別	ズバリ！ここが感染対策のポイント
（高度）急性期病院 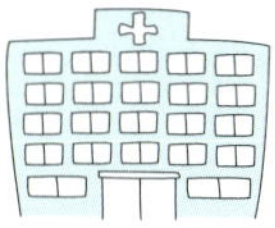	必要ありません。隔離は肺結核や喉頭結核を発症した患者に必要であり，結核菌に曝露しただけでは隔離の必要はありません。
回復期・慢性期病院 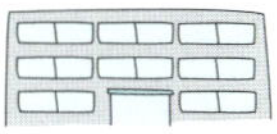	同上。
在宅 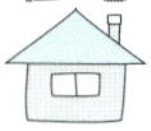	該当なし。

Answer

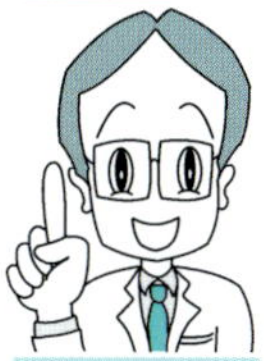

解説

肺結核の患者に濃厚曝露した人の30～40％が結核菌に感染し，**潜在性結核感染**となります。潜在性結核感染は無症状であり，胸部レントゲンも正常で感染性はありません。潜在性結核感染した人は生涯で5～10％の割合で結核を発症し，特に感染後2年以内に半数の人々が発症します[1)]。今回は同室者が結核であったため接触者調査の対象となったのであり，結核を発症しているのではありません。この場合，結核菌に感染していないか，もしくは感染しているとしても潜在性結核感染になっているのです。従って，隔離の必要はありません。当然のことながら，IGRA（インターフェロン - γ遊離試験：Interferon-Gamma Release Assays）［T-SpotやQFT］や胸部レントゲンを用いて潜在性結核感染や結核発症について経過観察する必要があります。もちろん，微熱や咳が2週間続くなどの症状があれば迅速な受診が必要となります。

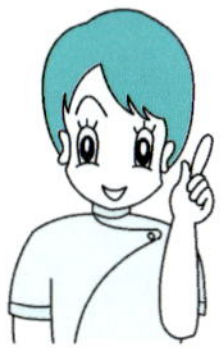

●文献

1）CDC. Targeted tuberculin testing and treatment of latent tuberculosis infection, 2000

疥癬 ❶

Question 37

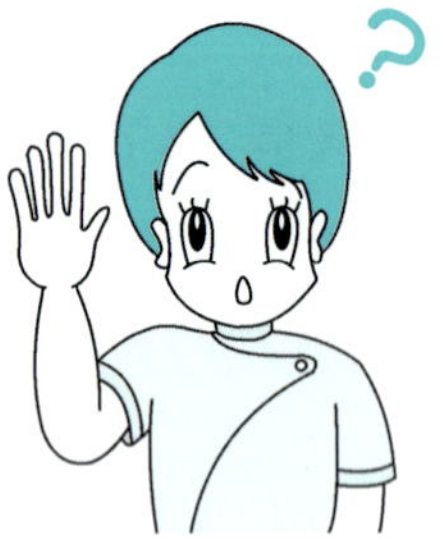

通常型疥癬の患者には，隔離は必要ですか？

ケア環境別	ズバリ！ここが感染対策のポイント
(高度) 急性期病院	適切な治療を行えば通常型疥癬の患者を隔離する必要はなく，手袋のみで対応します。
回復期・慢性期病院	同上。
在宅	同上。

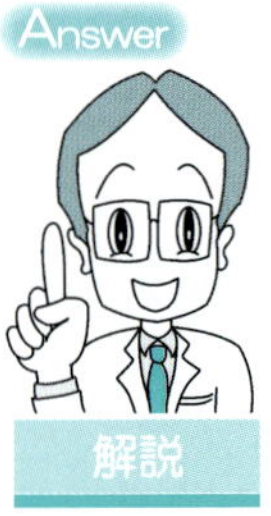

通常型疥癬では**ヒゼンダニ**（疥癬虫）の数が少なく（1 人当たり 10 ～ 15 匹），ヒゼンダニを伝播させるには感染者との直接かつ長時間の皮膚と皮膚の接触が必要です（図 12,13）。一方，**角化型疥癬**では多数のヒゼンダニ（最大 200 万匹）が感染しているので，短時間の皮膚と皮膚の接触で伝播します。また，角化型疥癬では感染者が用いたベッド，衣類，家具を介してもヒゼンダニが伝播することがあります[1)]。従って，通常型疥癬では隔離の必要はないのですが，角化型疥癬では隔離して接触予防策が必要となります。

疥癬は高齢者施設や長期療養型施設などでよくみられる感染症であり，角化型疥癬によってアウトブレイクが発生することがあります。そのため，通常型疥癬と角化型疥癬の鑑別は大切です。角化型疥癬は高齢者，免疫不全の人，瘙痒感を感じることができないとか引っ掻くことができないような状況の人（脊髄損傷，麻痺，感覚喪失，精神衰弱など）にみられることがあるので，このような患者で

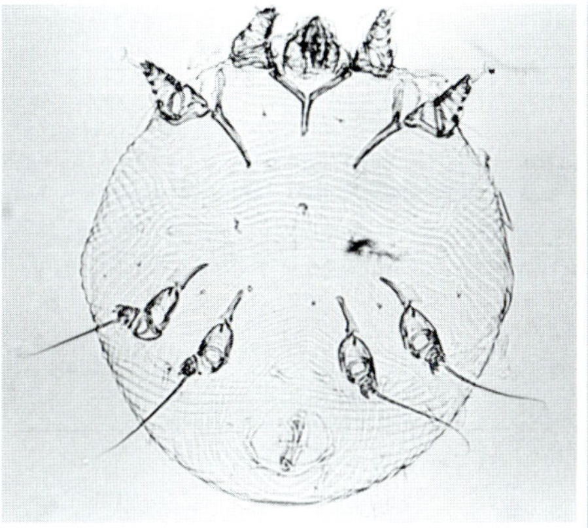

図 12　ヒゼンダニ（疥癬虫）

（CDC ホームページより ID#: 6301
http://phil.cdc.gov/phil/details.asp）

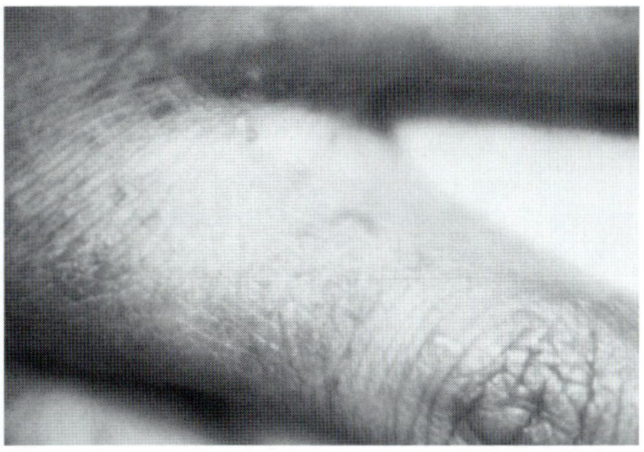

図 13　疥癬の皮疹

成人の指間のニキビ様の発疹

（CDC ホームページより ID#: 4801
http://phil.cdc.gov/phil/details.asp）

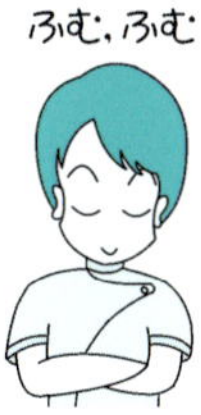

通常型疥癬	角化型疥癬
感染後潜伏期間は約 1 ヵ月である。 皮膚の柔らかい部位（指間，指側腹，腋窩，外陰部など）に強い瘙痒感を伴う皮疹が生じる。 特に夜間に痒みが強くなる。 疥癬トンネルがみられることもある。	過去にはノルウェー疥癬と称した。 カキ殻状の角質の増殖を特徴とする。 無数の疥癬虫が存在し，高齢者や高度免疫不全者などに発生するが，通常型疥癬から移行することもある。

の皮疹には注意します。角化型疥癬のヒゼンダニが通常型疥癬でのヒゼンダニよりも病原性が強いということはありません[1)]。角化型疥癬になるかどうかは，ヒゼンダニの性質によるのではなく，宿主である患者の免疫状態によるのです。

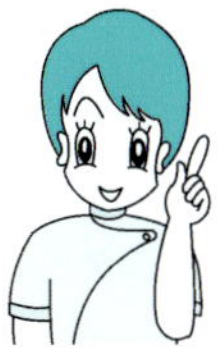

●文献

1) CDC. Scabies. http://www.cdc.gov/scabies/

疥癬❷

Question 38

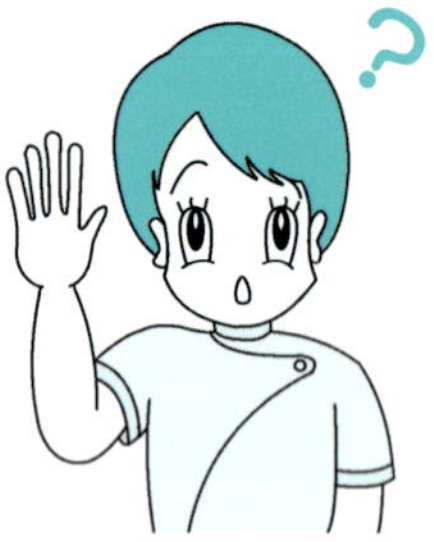

角化型疥癬の患者を隔離しました。どのような個人防護具を装着したらよいですか？

ケア環境別	ズバリ！ここが感染対策のポイント
（高度）急性期病院 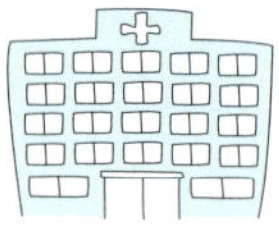	手袋，ガウンを着用して対応します。ガウンは袖付ビニールガウンを使用します。個人防護具（PPE）は毎回交換します。
回復期・慢性期病院 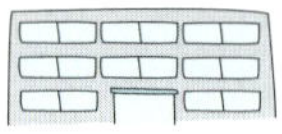	手袋，袖付ビニールガウンを着用して対応します。ビニールガウンが経済的に困難であれば布の長袖ガウンを使用します。布ガウンは毎回交換し，洗濯して再度使用します。
在　宅 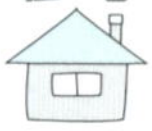	同上。

Answer

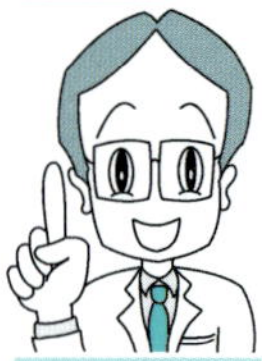

解説

角化型疥癬の患者には極めて多数のヒゼンダニが生息しているので，医療従事者の皮膚が患者の皮膚や衣類に接触しないように，個人防護具（PPE）として手袋と袖付ビニールガウンを装着し，使用したら廃棄します。回復期・慢性期病院であっても同様の対応が必要ですが，使い捨てのビニールガウンが経済的に困難であれば布の長袖ガウンを使用します。この場合，布ガウンを病室の外にぶら下げておいて複数の医療従事者が装着して入室することは是非とも避けるべきです。布ガウンにはヒゼンダニが付着しているので，ガウンに触れることでヒゼンダニが医療従事者に伝播してしまいます。従って，布ガウンは毎回交換して洗濯します。洗濯では熱湯（50 ～ 60℃）を用いますが，洗濯したあとに熱乾燥しても構いません[1)]。これは角化型疥癬の患者が使用した寝具類や衣類と同じ取り扱いです。

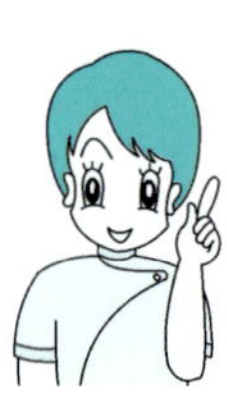

●文献

1）CDC. Scabies. http://www.cdc.gov/scabies/

疥癬 ③

Question 39

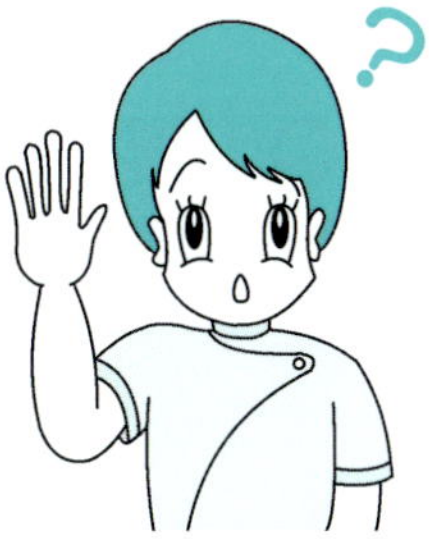

角化型疥癬で隔離中の患者のリネンはどのようにしたらよいですか？

ケア環境別	ズバリ！ここが感染対策のポイント
（高度）急性期病院 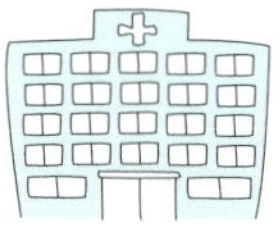	リネンを病室から持ち出すときには，周辺を汚染させないためにビニール袋に入れます。そして，手洗いはせずに洗濯機で洗浄して，熱湯（50～60℃）および熱乾燥するか，ドライクリーニングをします。
回復期・慢性期病院 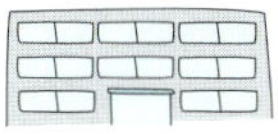	同上。
在宅 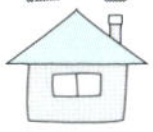	熱湯に漬けたあとに，通常の洗濯を行います。乾燥機で熱乾燥することも有効です。

Answer

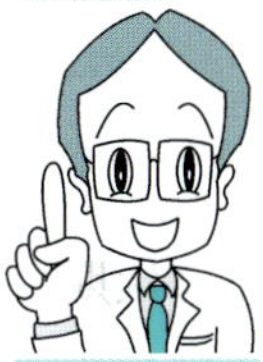

解説

角化型疥癬の患者のリネンには多数のヒゼンダニが付着しているので適切に対応しないと感染源となります。まず，リネンを病室から持ち出すときには室外の環境を汚染させないためにリネン類をビニール袋に入れます。基本的に疥癬の治療前の３日間に皮膚に接したと思われる寝具類や衣類は感染性があるとして取り扱います。この場合，手洗いはせず洗濯機で洗浄して，熱湯および熱乾燥するか，ドライクリーニングをすることが有効です[1)]。ドライクリーニングや洗濯のできないものは密閉プラスチックバッグに入れて，数日から１週間（少なくとも 72 時間）保存して殺虫します。疥癬はヒトの皮膚から離れると２～３日以上生存することはないからです[1)]。

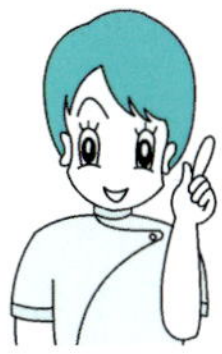

●文献

1）CDC. Scabies. http://www.cdc.gov/scabies/

疥癬 ❹

Question 40

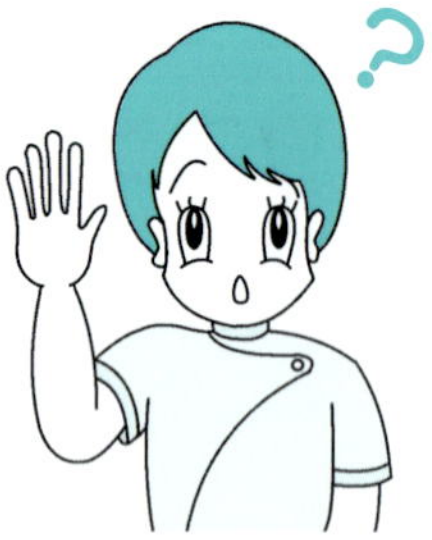

疥癬の潜伏期間と言われる30日を過ぎて疥癬が発症しました。なぜですか？

ケア環境別	ズバリ！ここが感染対策のポイント
(高度)急性期病院	疥癬の症状はヒゼンダニの蛋白や糞へのアレルギー反応です。感作してアレルギー反応がみられるようになるまでは症状がみられないので，30日を過ぎて発症することは十分にありうることです。
回復期・慢性期病院	同上。
在宅	同上。

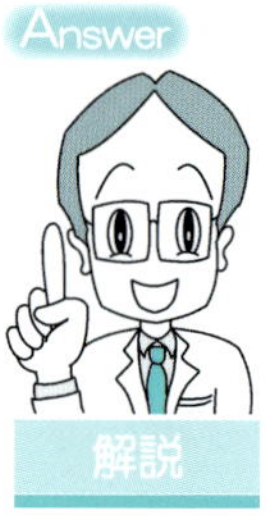

疥癬において最も頻度の高い症状は瘙痒感と発疹であり，それらはヒゼンダニの蛋白や糞への**アレルギー反応**によるものです。ヒゼンダニに対する感作が成立してアレルギー反応がみられるようになるまでは症状はないので，初めて疥癬に感染した人での潜伏期間は２～６週間（最大２ヵ月間）となります[1]。高齢者ではアレルギー反応がみられるまでもっと時間を要することがあるので潜伏期間も延長することがあります。従って，曝露後30日を過ぎて疥癬を発症することは十分にありうることであり，もっと時間が経過して発症することもあります。一方，過去に疥癬に罹患したことのある人では既に感作されているので，症状は曝露後早期（１～４日）にみられます[1]。

通常型疥癬もしくは角化型疥癬に罹患した人が治癒したと思っていたのに，数ヵ月後に再燃してしまったということがあります。これには爪疥癬が関連していることがあるので注意が必要です。爪疥

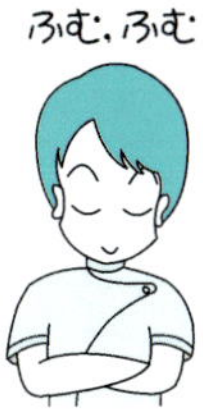

癬は最初の疥癬の治療後に爪にのみヒゼンダニが生息する状態のことです。これが原因となって数ヵ月後に再燃することがあるのです。爪疥癬は瘙痒感がなく，爪白癬に症状が似ているので疥癬と気づかれないことがあります。イベルメクチンは爪疥癬には無効です。フェノトリンローション（スミスリン®ローション）による密封療法が利用できるかもしれません。感染対策の１つとして疥癬に罹患した患者には爪切りを行うことも大切です。

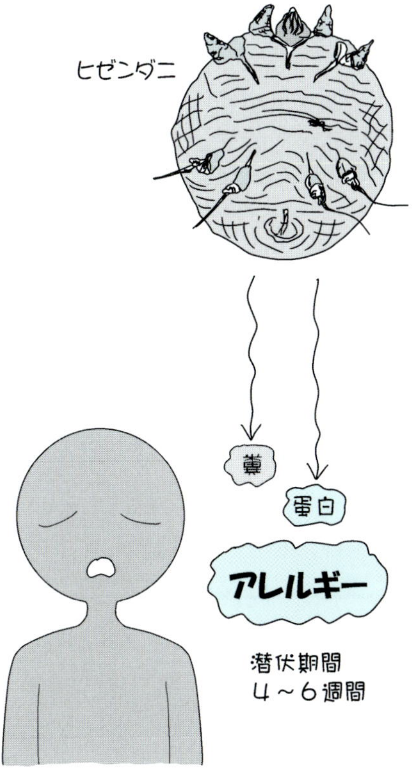

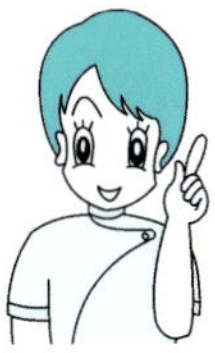

●文献

1）CDC. Scabies. http://www.cdc.gov/scabies/

疥癬❺

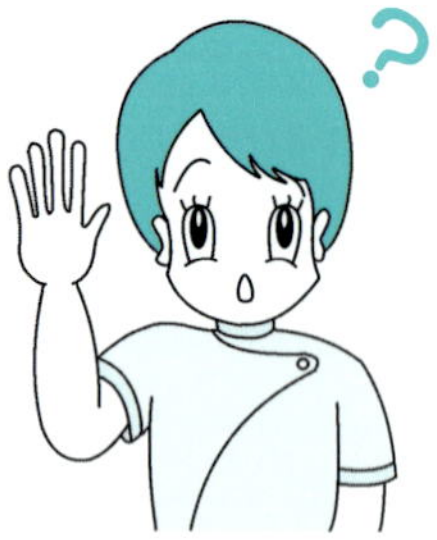

Question 41

職員（医療従事者）が疥癬と診断され，イベルメクチン（ストロメクトール®）を内服しました。上腕に発疹がありますが，就業してよいですか？

ケア環境別	ズバリ！ここが感染対策のポイント
（高度）急性期病院	イベルメクチンの内服治療を開始後，24 時間経過していれば病棟業務は可能です。上腕に発疹があるならば外部からの接触を避けるためにガーゼなどで覆います。
回復期・慢性期病院	同上。
在 宅	同上。

Answer

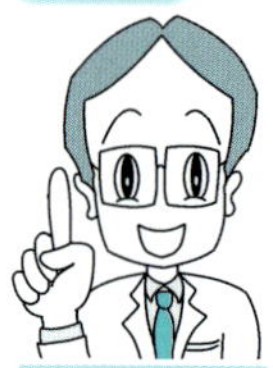

解説

現在，疥癬の治療として利用できる薬剤は内服薬ではイベルメクチン（ストロメクトール®），外用薬ではフェノトリンローション（スミスリン®ローション）および 10% クロタミトン（オイラックス®）です（註：オイラックス H®はヒドロコルチゾンを含有しているので使用してはいけません）。イベルメクチンは通常型疥癬では 1 回の内服（空腹時）で治療しますが，角化型疥癬の場合には 1 ～ 2 週間以内に 2 回目の内服をします。フェノトリンローションは頸部以下（頸部から足底まで）の皮膚に塗布し，塗布後 12 時間以上経過した後に入浴，シャワー等で洗浄・除去します。これを 1 週間隔で 2 回実施します。この薬剤は通常型疥癬に用いますが，角化型疥癬での有効性はまだ確立していません。クロタミトンは通常型疥癬では頸部以下のすべての全身の皮膚（皮疹がないところも含む）に塗布します。ただし，高齢者や乳幼児は顔面，頭部，頸部にもヒゼンダニがみられるので，これらの部分にも塗布しなければなりません。また，

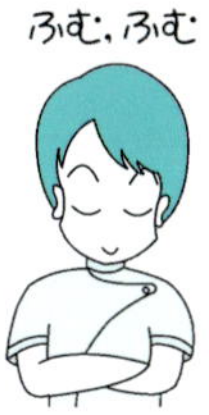

角化型疥癬では顔面や頭部も含めて全身に塗布します。塗布期間は10～14日ほどです。クロタミトンは治療不成功がよく報告されているので注意を要します。

通常型疥癬は有効な治療が開始されれば感染性を消失していきますので，CDCは「一般的に治療が始まれば就業可能である」としています[1)]。角化型疥癬については検鏡にてヒゼンダニの消失が確認されるまでは感染性があると考えます。医療従事者は正常免疫なので，疥癬に罹患したとしても角化型疥癬になることはありません。しかし，医療従事者は脆弱な患者に濃厚接触するので一般人よりも慎重に対応しなければなりません。従って，イベルメクチンの内服治療を開始後，24時間経過してから病棟業務することになります。

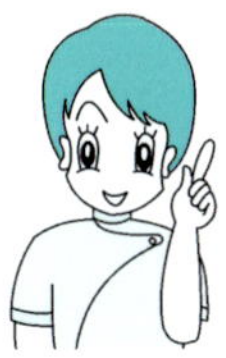

質問では上腕に発疹があるとのことですが，疥癬の治療を実施すると治療初期に瘙痒が一過性に増悪することがあります。また，ヒゼンダニの死滅後もアレルギー反応として全身の瘙痒が遷延することがあります。そのため，必ずしもヒゼンダニが残存しているということはありません。しかし，発疹があるならば一般的な対処としてガーゼで覆ったりして他の人に接触しないようにします。

ワンポイントMEMO

疥癬

疥癬はヒゼンダニ（疥癬虫）による皮膚感染症であり，高齢者施設や長期療養型施設などでよくみられます。疥癬の潜伏期は初感染の人では2～6週間（最大2ヵ月間）ですが，過去に疥癬に罹患したことのある人では1～4日となります。皮膚症状は瘙痒感と発疹ですが，これはヒゼンダニの蛋白や糞へのアレルギー反応によるものです。皮疹は指間部，手首，肘，腋窩，ペニス，乳頭，腰，殿部，肩甲骨部分に多いことが知られています。

角化型疥癬は重症型の疥癬であり，高齢者，免疫不全者，基礎疾患のある人（脊髄損傷，麻痺，感覚喪失，精神衰弱など）にみられます。多数のヒゼンダニ（最大200万匹）に感染しているので，感染性が極めて強く，アウトブレイクが発生することがあります。通常型疥癬も角化型疥癬も同じヒゼンダニによる感染症ですが，宿主の抵抗力が低下していると角化型疥癬になることがあります。角化型疥癬のヒゼンダニが通常型疥癬よりも病原性が強いということはありません。疥癬の患者に触れるときには手袋が必須であり，角化型疥癬ではガウンや個室隔離も必要となります。

●文献

1）CDC. Parasites- Scabies. http://www.cdc.gov/parasites/scabies/gen_info/faq_workplace.html

Ⅳ．処置別

オムツ交換❶

Question 42

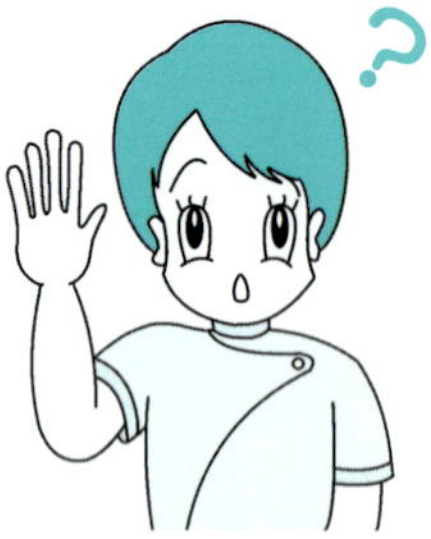

オムツ交換の時，手袋を２枚重ねて装着してよいですか？

ケア環境別	ズバリ！ここが感染対策のポイント
（高度）急性期病院	手袋は１枚の装着とします。オムツを交換しているときに，新しい手袋と交換する場面がありますが，この場合は汚染手袋を取り外して，新しい手袋を装着してください。
回復期・慢性期病院	同上。
在宅	ご家族がオムツ交換をする場合も手袋を装着することが望ましいです。しかし，手袋を装着せずにオムツを交換する場合がありますが，そのようなときは石鹸と流水による手洗いが必要です。

Answer

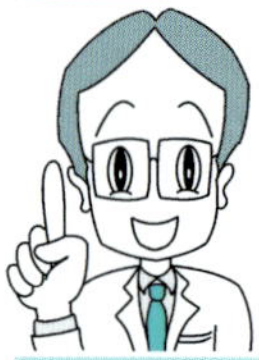

解説

手袋は１枚の装着が原則です。唯一の例外は手術時の二重手袋です。手術では手指が血液に長時間接触する状況であるため，手袋に孔が開くと医療従事者の手指が血液に曝露されると同時に，患者の無菌組織が医療従事者の手指に生息している病原体に汚染されることになります。ここで手術における手袋の孔についての２件の研究を紹介します。

研究❶

143 件の手術において，術者および第一助手の 284 人を対象とした研究があります。その結果によると，一重手袋での指の血液汚染は 51% であったが，二重手袋では 7% でした[1]。

研究❷

二重手袋を装着した産婦人科手術での研究において 540 対

の手袋が調査されました[2]。その結果，67 対（12.4%）に少なくとも 1 つの孔がみられ，合計の孔の数は 78 でした。66 孔は外手袋のみ，7 孔は内手袋のみでした。そして，5 対の手袋において，位置の一致した孔が外および内手袋に同時にみられました。

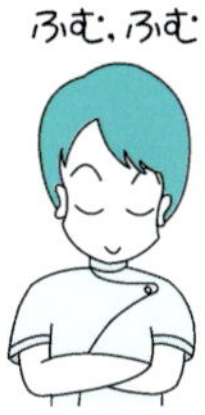

手術では術者の手指が患者の体内に長時間挿入されており，血液が常に付着している状況です。そのため，手袋に孔が開くことによって術者および患者の健康が脅かされることになりますから，二重手袋が使用されています。

一方，オムツの交換に要する時間は数分程度です。また，血液がベッタリ手袋に付着するわけでもありません。こうした状況で二重手袋を装着するというのはおそらく，複数の患者のオムツを交換するとき外手袋のみを交換し，内手袋は使い続けるという場合が考えられます。やはり，オムツを交換するときには一重手袋とし，手袋を外してから石鹸と流水で手洗いをすることが大切なのです。

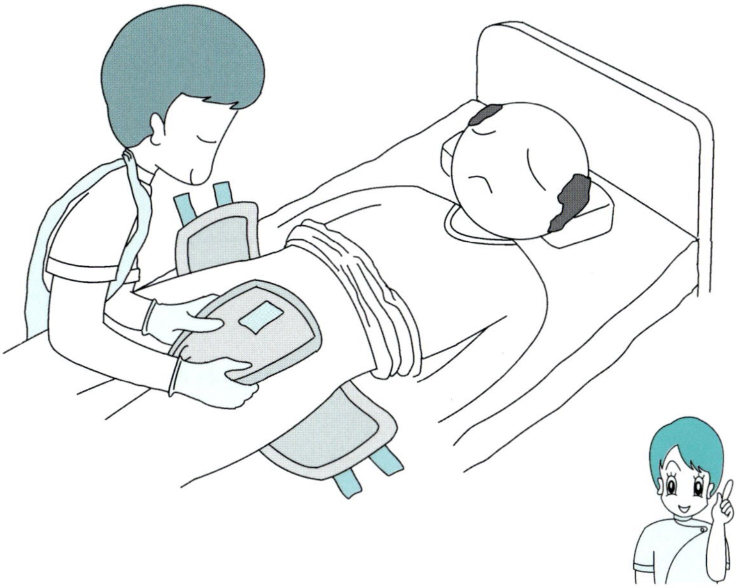

●文献

1）Quebbeman EJ, et. al. Double gloving. Protecting surgeons from blood contamination in the operating room. Arch Surg. 1992;127（2）:213-216.

2）Chapman S, et al. Frequency of glove perforations and subsequent blood contact in association with selected obstetric surgical procedures. Am J Obstet Gynecol. May 1993;168（5）:1354-1357.

オムツ交換❷

Question 43

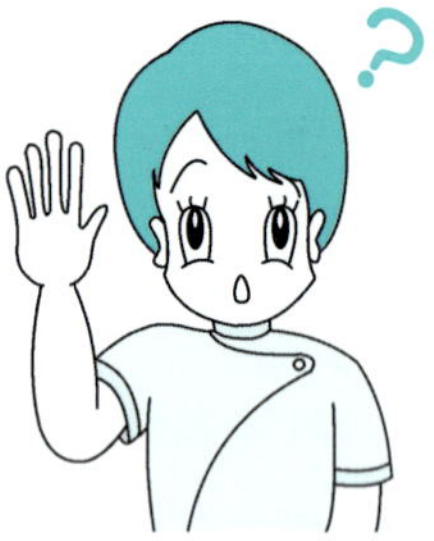

1回の手袋装着でフロアの患者全員のオムツ交換をしていますが，よいですか？

ケア環境別	ズバリ！ここが感染対策のポイント
（高度）急性期病院	1患者ごとに手袋を交換してください。
回復期・慢性期病院	同上。
在宅	家族がオムツ交換する場合も手袋を装着すべきですが，手袋の装着をしない場合は，石鹸と流水による手洗いが必要となります。

Answer

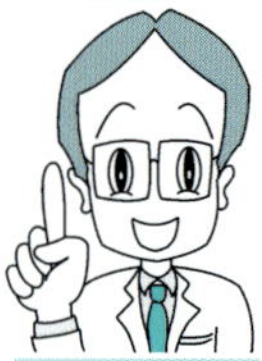

解説

1回の手袋装着でフロアの患者全員のオムツを交換するのは感染対策において極めて危険です。患者の1人がクロストリジウム・ディフィシルやノロウイルスなどに感染している場合，病原体を含んだ糞便が手袋に付着し，その手袋で複数の患者のオムツを交換すると病原体が伝播されていきます。CDCは隔離予防策ガイドラインで，患者のケアの間で手袋を交換することは感染性物質の運搬を防ぐために必要であるとしています[1)]。

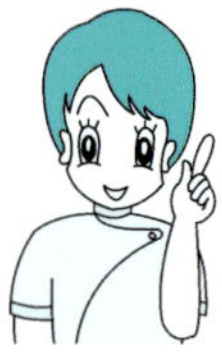

では1人の患者に1回の手袋交換でよいかというとそうではありません。患者ケアは，「清潔部分」から「不潔部分」に向けて行います。陰部処置などで手袋が汚染した状態で身体の他の部分を触れるのは適切ではありません。つまり，身体部位の交差感染を防ぐために，1人の患者のケアでも手袋を交換する必要があるのです[1)]。

●文献

1）CDC. Guideline for isolation precautions: Preventing transmission of infectious agents in healthcare settings. http://www.cdc.gov/hicpac/pdf/isolation/Isolation2007.pdf

経管栄養❶

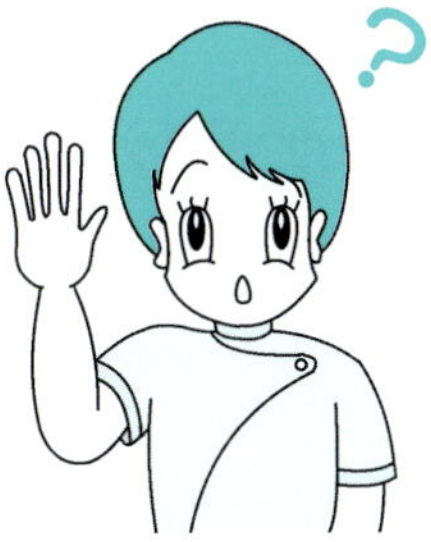

Question 44

喀痰がMRSA陽性の患者が使用したコップ，スプーン，口腔ケア物品を病棟内で洗浄して，共有していますが，これでよいですか？

ケア環境別	ズバリ！ここが感染対策のポイント
（高度）急性期病院 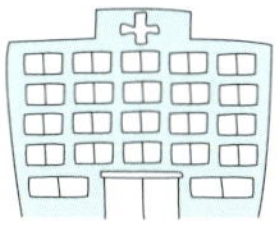	食事に使用するものであれば，給食部門で洗浄し，配退膳するのが理想です。または，食器用洗剤で洗浄して食器乾燥機で乾燥します。
回復期・慢性期病院 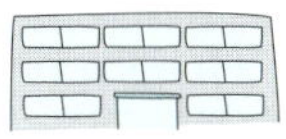	病棟内で洗浄してもかまいませんが，食器用洗剤で洗浄し食器乾燥機で乾燥させます。
在宅 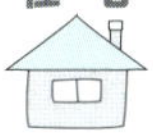	食器用洗剤で洗浄して乾燥させてください。

Answer

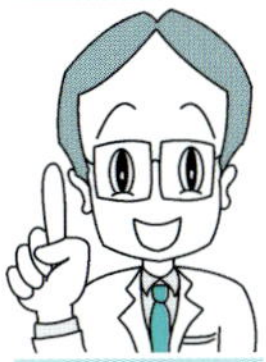

解説

食器類はノンクリティカル（スポルディングの分類，p63参照）に分類されるので洗浄が行われます。この場合，患者がどのような病原体に感染しているかは関係ありません。滅菌・消毒・洗浄は器具がこれからどのように使用されるのかによって決定されるのであって，どんな患者に用いたかには左右されないのです[1)]。食器は食事をするために用いられるので洗浄でよく，仮にMRSAが喀痰から培養されたからといって消毒が必要とはならないのです。当然ながら，使用後の食器にはMRSAが付着しているので搬送時に周辺を汚染させることは避けなければなりません。基本的に食器類は食器用洗剤で洗浄してから乾燥させます。自然乾燥は乾燥のレベルが安定していませんので，食器乾燥機を用いるのが望ましいと言えます。このような対応がなされた食器であれば共有することは可能です。

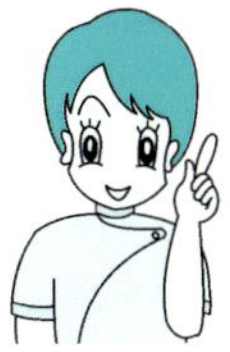

●文献

1）CDC. Guidelines for environmental infection control in health-care facilities. http://www.cdc.gov/hicpac/pdf/guidelines/eic_in_HCF_03.pdf

経管栄養❷

Question 45

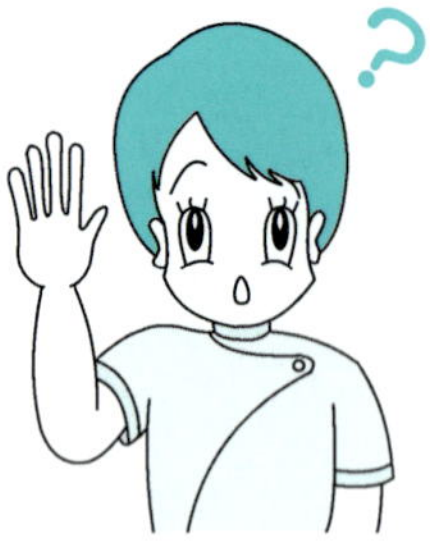

経管栄養終了後，栄養セットの取り扱いはどのようにしたらよいですか？

ケア環境別	ズバリ！ここが感染対策のポイント
（高度）急性期病院	イリゲータは，食器と同じ扱いでよいので，食器用洗剤で洗浄をし，よくすすいでから乾燥させます。栄養セットは，1回使い捨てで，毎回新しい栄養セットの使用が理想です。
回復期・慢性期病院	イリゲータは，食器と同じ扱いでよいので，食器用洗剤で洗浄をし，よくすすいでから乾燥させます。栄養セットは1回使い捨てが理想ですが，経済的に困難なため，洗浄・消毒して1日数回使用します。
在宅	同上。

Answer

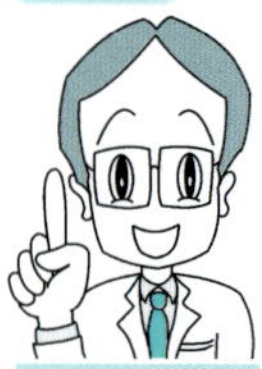

解説

食器はノンクリティカル器具（スポルディングの分類，p63参照）に分類されます。そして，イリゲータは食器と同じ扱いとなります。従って，食器用洗剤で洗浄してから，十分にすすいで乾燥させます。栄養セット（図14）も同様の対応をしたいのですが，管腔が長いので内腔面を食器のように洗浄剤にて十分に洗浄できません。そのため，使い捨てで対応します。このような管腔の長い器材の内部は消毒が困難であることを示した研究を紹介します。これは経管チューブについての研究です。

研究

経管チューブの内腔面から細菌を除去するための洗浄手順の有効性を評価するための研究がなされました[1)]。10^2～10^3cfu/mLの細菌（クレブシェラ・アエロゲネス）で実験的に汚染した栄養剤 1,000mL を 15 時間かけて一般的に用いられている 3 つのタイプのポリウレタン経管チューブから注入しました。その後，チューブは滅菌水，滅菌水と洗浄剤もしくは次亜塩素酸ナトリウムを用いてリンスされました。さらに，1,000mL の滅菌栄養剤を 15 時間かけてチューブから注入し，15 時間後にチューブの遠位端から栄養剤を収集したところ，管腔内の残存微生物が栄養剤の中で 10^6 ～ 10^9cfu/mL のレベルに増殖していたのです。このことから，一般的に行われているチューブの洗浄・消毒方法は管腔から細菌を完全に除去できるものではないという結論が導き出されたのです。

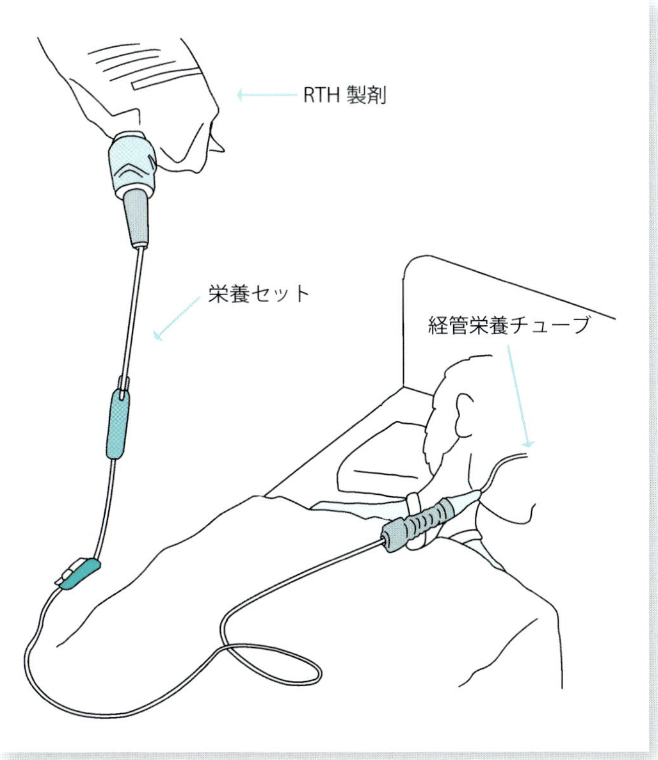

図 14 **栄養セット**

栄養セットが RTH（ready-to-hang）製剤〔滅菌された経管栄養のバッグ製剤で，そのままセットに接続して投与できる〕と経管栄養チューブに接続されている。

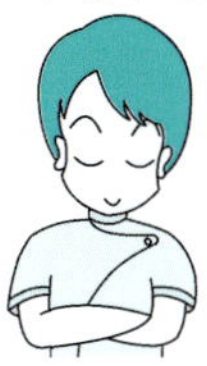

すなわち，栄養セットを再利用する場合にはどのような処理をしたとしても管腔内には必ず微生物が存在しているという前提で対応する必要があるということになります（図 15）。

（高度）急性期病院のように重症患者や脆弱な患者が入院してい

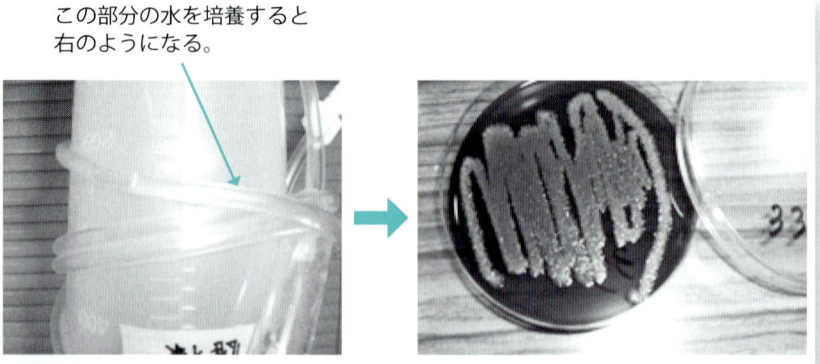

この部分の水を培養すると
右のようになる。

図 15　水洗い後の栄養セットの水の培養

る状況では栄養セットは使い捨てにせざるをえません。回復期・慢性期病院や在宅であっても毎回の使い捨てが望ましいのですが，経済的に困難なので 1 日 1 本の使用とします。この場合，管腔内には細菌が残存しているという前提で対応することになるので，2 日以上の使用はできません。また，1 日 1 本といえども，管腔内の細菌数を可能な限り減らすために栄養セット内の内腔を十分に洗浄する必要があります。例えば，イリゲータの水を流しながらチューブをしごくようにつまみ洗いをしてから，次亜塩素酸ナトリウムに浸漬させるという手順を用いている施設もあります。

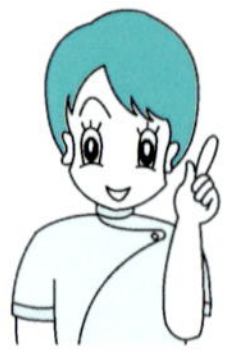

●文献

1) Anderton A, et al. Re-use of enteral feeding tubes--a potential hazard to the patient? A study of the efficiency of a representative range of cleaning and disinfection procedures. J Hosp Infect 1991, 18 (2) , 131-8

経管栄養❸

Question 46

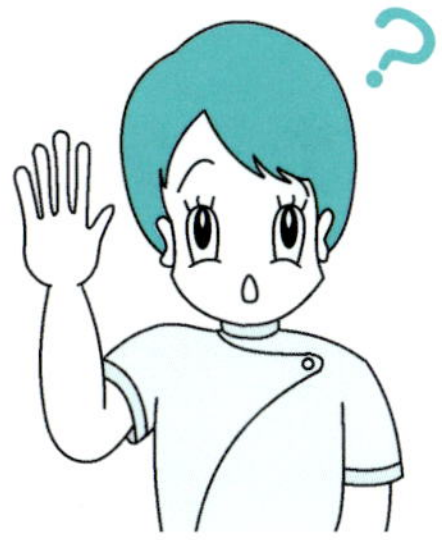

経管栄養を作成する時には手袋は必要ですか？

ケア環境別	ズバリ！ここが感染対策のポイント
（高度）急性期病院 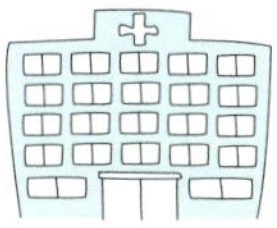	手袋は必要ありません。食事と同じ取り扱いをしますので，石鹸と流水で手洗いした後に経管栄養を作成してください。
回復期・慢性期病院 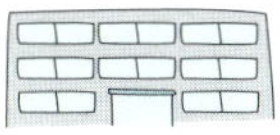	同上。
在宅 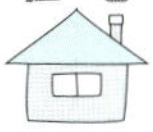	同上。

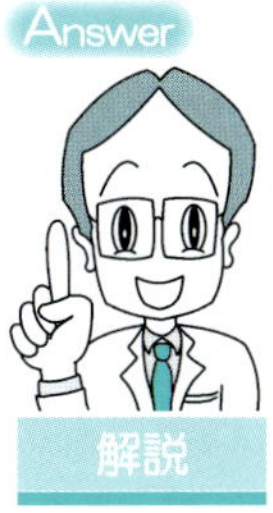

経管栄養は経口栄養と同様に考えます。日常生活において，手袋を装着して食事を作る人はいません。これと同様に，経管栄養を作成するときにも手袋は必要ないのです。経管栄養に関連する行為では特殊な対応は必要ないのです。ただし，食事の前には手洗いが必要であることと同様に経管栄養を作成するときには手指衛生が必要です。

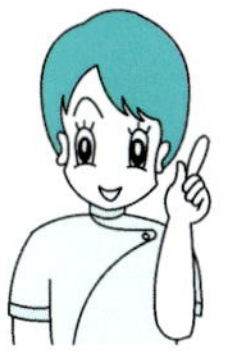

気管吸引❶

Question 47

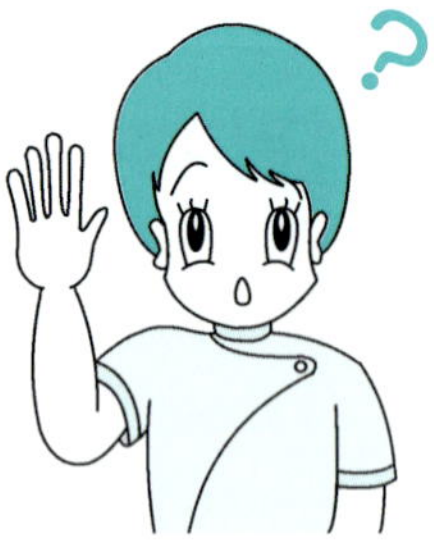

気管孔から喀痰などを吸引する吸引カテーテルは何回も使用してよいですか？

ケア環境別	ズバリ！ここが感染対策のポイント
（高度）急性期病院 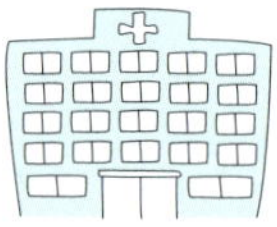	気管吸引カテーテルは吸引処置の度に毎回新しい吸引カテーテルを使用します。1回の吸引処置において複数回の吸引を行うことがありますが，このような場合はアルコール綿で拭きながら吸引します。しかし，15分毎とか30分毎に行う吸引処置であれば毎回新しい吸引カテーテルを使用する必要があります。
回復期・慢性期病院 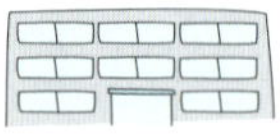	気管吸引カテーテルを複数回の吸引処置において再利用しなければならないことがあります。この場合は吸引カテーテルの外側の汚れを単包のアルコール綿で拭き，内腔は水道水で反復吸引し洗浄した後に空気を吸引して乾燥させ，密閉容器に入れて保管します。
在宅 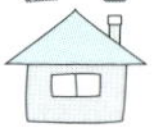	同上。

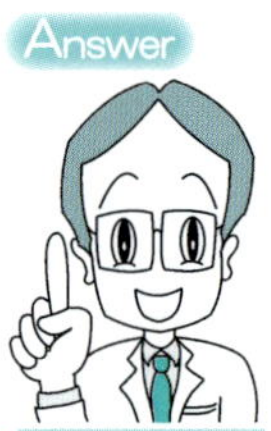

気管吸引カテーテルは患者の気道粘膜に接触するため，「スポルディングの分類」(p63参照)ではセミクリティカルに分類されます[1)]。従って，気管吸引カテーテルには高水準消毒もしくは滅菌が必要となります。気管吸引カテーテルは細長く，管腔全体を消毒・滅菌することは困難なので，再利用するのではなく，**使い捨て**にします。

（高度）急性期病院では手術後の患者，免疫不全の患者といった脆弱な患者が吸引を必要とすることがありますが，このとき気管吸引カテーテルが病原体によって汚染されていると患者は重篤な感染症を合併してしまいます。それ故，（高度）急性期病院の吸引カテーテルでは吸引処置の度に新しい吸引カテーテルを使用します。

回復期・慢性期病院においても同様な対応をすることが望ましいのですが，長期入院・入所している患者に毎回の使い捨て吸引カテーテルを用いることは経済的に困難です。このような施設の患者は安定していることが多いので，（高度）急性期病院ほどの対応は必要ありません。気管切開をしている患者であっても長期の医療を受けているため，新しい常在菌が切開部に住み着き，外部からの微生物の侵入を防いでいます。そのため，気管吸引カテーテルの再利用を考慮できます。この場合，カテーテルには適切な管理が必要です。まず，カテーテルの外部に付着している粘液などをアルコール綿で拭き取ります。そして，内腔は水道水を何回も通して洗い流したあと，空気を通すことによって乾燥させます。この場合，水道水の替わりにアルコールを通すと早く確実に乾燥できますので，アルコールを用いるとよいでしょう。その後，乾燥した状態で保管します。このとき，ベンザルコニウム塩化物などの低水準消毒薬を薄めた溶液にカテーテルを漬けていることが見受けられますが，これは危険なことです。消毒剤といえども希釈された場合には病原体が増殖する培地となりうるからです。乾燥というのは病原体が増殖しにくい環境を与えるので，カテーテルの保管は乾燥状態がよいです。

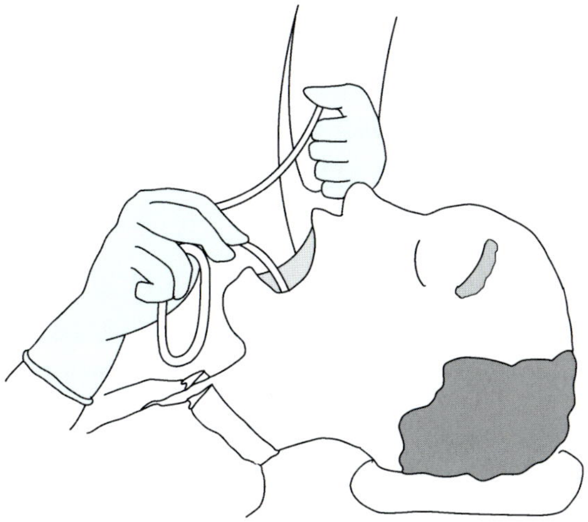

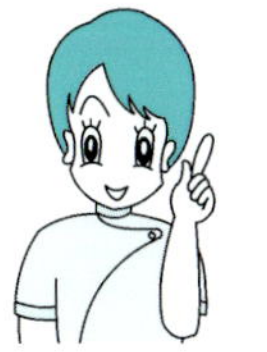

●文献

1）CDC. Guideline for disinfection and sterilization in healthcare facilities, 2008. http://www.cdc.gov/hicpac/pdf/guidelines/Disinfection_Nov_2008.pdf

気管吸引❷

Question 48

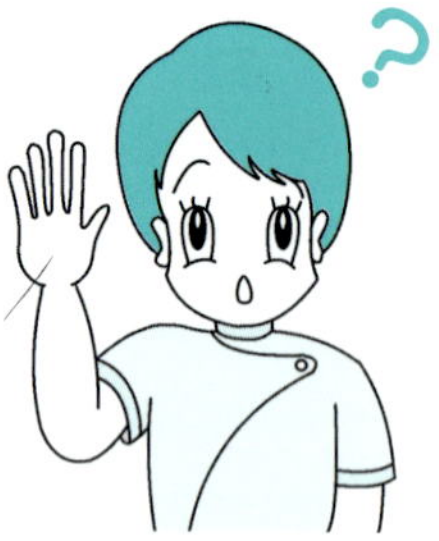

気管吸引カテーテルの通水の水は水道水でもよいですか？

ケア環境別	ズバリ！ここが感染対策のポイント
(高度) 急性期病院	通水は滅菌水を使用してください。
回復期・慢性期病院	通水は水道水でも可能です。蛇口から 30 秒程度出した後の水道水を使うことをお勧めします。また吸引毎に水は取り替えてください。
在宅	同上。

Answer

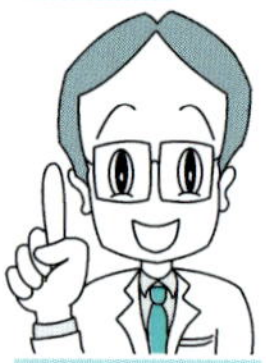

解説

（高度）急性期病院では気管吸引カテーテルの滅菌を維持する必要があるので，水道水は利用できません。水道水には非結核性抗酸菌やレジオネラ菌が混入している可能性があるからです[1]。確かに，水道水には塩素による消毒が義務づけられているので，水道水の汚染の可能性は低いのですが[2]，蛇口などに生息している可能性はあるのです[3]。従って，（高度）急性期病院では気管吸引カテーテルの通水には滅菌水を使用します。

回復期・慢性期病院においても滅菌水が望ましいのですが，このような施設に入院・入所している患者は（高度）急性期病院の患者よりも免疫状態は良好なので水道水に含まれている程度の微生物が入り込んでも感染症を発症することはほとんどありません。しかし，容器内の水道水を交換せずに使用し続けるというのは適切ではありません。カテーテルが容器内の水に接触するときに水が汚染し，病原体が増殖するからです。

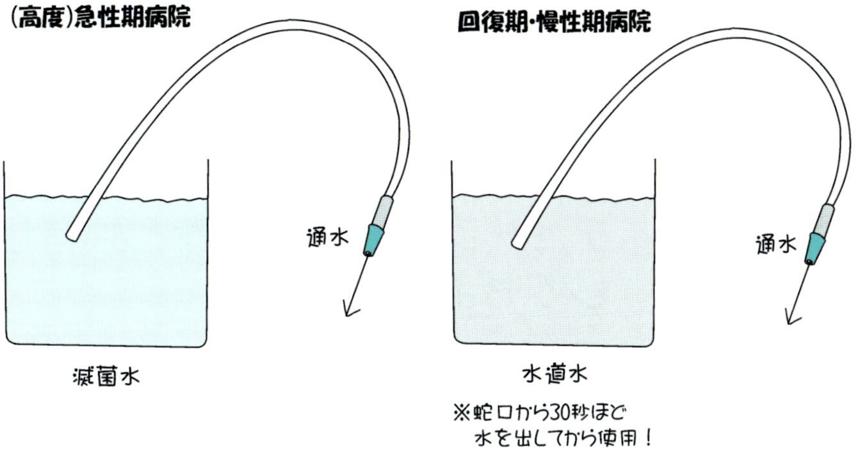

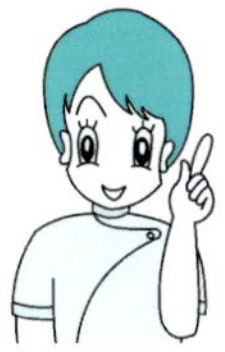

●文献

1）Falkinham JO 3rd. *Nontuberculous mycobacteria* from household plumbing of patients with nontuberculous mycobacteria disease. Emerg Infect Dis, 2011: 17（3）: 419-24

2）厚生省生活衛生局長．建築物等におけるレジオネラ症防止対策について．平成 11 年 11 月 26 日付生衛発第 1679 号厚生省生活衛生局長通知

3）Sydnor ER, et al. Electronic-eye faucets: Legionella species contamination in healthcare settings.Infect Control Hosp Epidemiol, 2012; 33（3）, 235-40

コラム

QFT と T-Spot

従来，結核感染の有無を確認するためにツベルクリン反応（ツ反）が実施されてきました。ツ反は検査日と判定日の 2 回の受診が必要であること，BCG 接種の既往によって影響されること，注射テクニックが難しいことなどの問題点がありました。最近，インターフェロンγ放出アッセイ（IGRA: Interferon-gamma release assay）としてクオンティフェロン®TB（QFT）および T-Spot が利用できるようになりました。IGRA は結核菌に感染した人から得られた血液中の T 細胞が結核菌抗原に曝露することによって IFN（インターフェロン）- γを放出することを利用した検査法です。QFT では T 細胞が放出した IFN- γの量を測定し，T-Spot では IFN- γを放出した T 細胞の数を測定しています。

気管吸引❸

Question 49

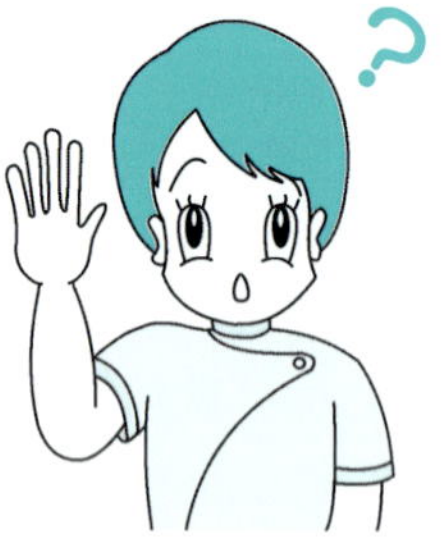

吸引時，吸引カテーテルは個別に取り替えていますが，吸引びんと吸引チューブは，隣の患者と共有して使用してもよいですか？

ケア環境別	ズバリ！ここが感染対策のポイント
（高度）急性期病院	吸引びんと吸引チューブは個々の患者で独立して使用します。
回復期・慢性期病院	吸引びんを共用するとしても，吸引チューブは交換します。
在宅	該当なし。

Answer

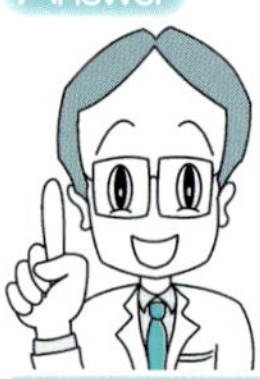

解説

病院設備の**陰圧システム**が正常に作動していれば，吸引びんや吸引チューブから内容物が逆流して吸引カテーテルに戻ってくることはありません（図 16）。しかし，吸引びんと吸引チューブを隣の患者と共用すると吸引カテーテルを接続するときに，医療従事者の手指に隣の患者の分泌物が付着する可能性があります。その場合，手指衛生を十分に実施していればよいのですが，多忙な状況では手指衛生がなされず，引き続いて吸引が実施されることが多くみられます。そのため，患者ごとに独立して吸引びんと吸引チューブを用いることにより，交差感染を防ぐのです。（高度）急性期病院では「1患者に 1 びんおよび 1 本の使用」を原則にするのが望ましいといえます。

回復期・慢性期病院についても同様ですが，病室の構造上，吸入びんを共用せざるを得ない場合があります。この場合は次善の策をとることになります。すなわち，吸引びんを共用するとしても，吸

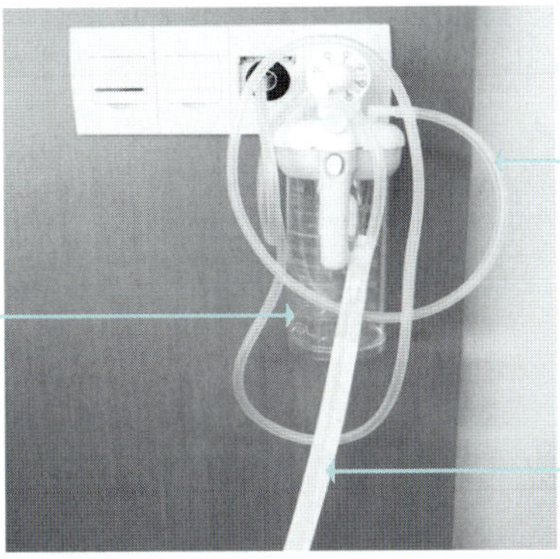

図 16　吸引カテーテル，吸引びん，吸引チューブ

吸引カテーテル，吸引びん，吸引チューブが接続されている。吸引カテーテルはプラスチック袋に入れてあり，汚染しないようにしている。

引チューブは交換します。そして，手指衛生を行ってから吸引カテーテルを接続します。

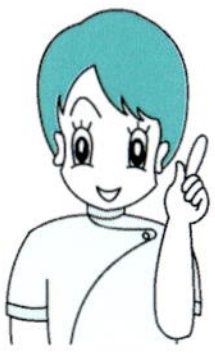

コラム

頭シラミ

頭シラミはヒトの頭，眉毛，まつ毛に感染する寄生虫ですが，何らかの病気を伝播させることはありません。頭シラミにはニッツ（卵のこと），若虫（わかむし），成虫の３つの形態があります。頭シラミは這うことによって移動し，飛んだり跳ねたりすることはありません。頭シラミの人の毛に直接触れることによって伝播するので，頭と頭の接触が最も多い伝播経路です。衣類（コートなど）や身の回り品（櫛，ブラシ，タオルなど）への接触によって伝播することは，ほとんどありません。

気管カニューレとスピーチバルブ❶

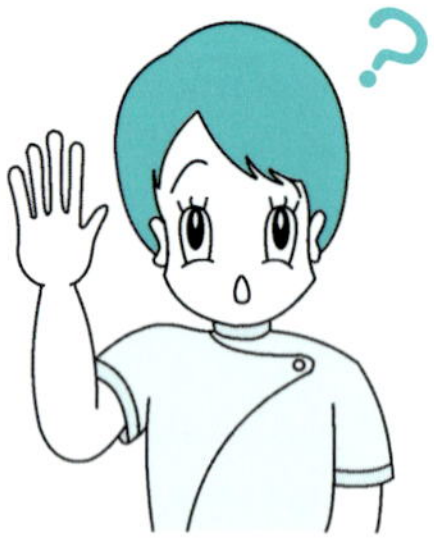

Question 50

気管カニューレ（複管タイプ）の内筒の管理はどのようにすればよいですか？

ケア環境別	ズバリ！ここが感染対策のポイント
（高度）急性期病院	気管カニューレの内筒は単回使用します。
回復期・慢性期病院	洗浄して再利用する場合は，水道水で洗浄（内側，外側の分泌物を取り除きます）後，水分を切ってアルコールに５分程度浸漬します。その後，蓋付きの清潔な容器に保管します。
在宅	同上。

Answer

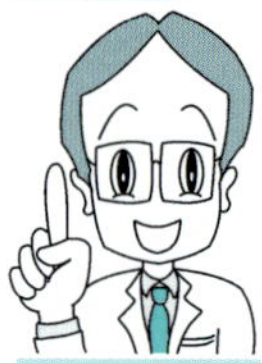

解説

気管カニューレ（図 17）は粘膜に接触するので，スポルディングの分類（p63 参照）ではセミクリティカルに分類されます。従って，滅菌もしくは高水準消毒が必要です。気管カニューレの内筒も同様にセミクリティカルなので，ディスポの滅菌製品を単回使用するか，もしくは，再利用するならば滅菌もしくは高水準消毒が必要となります。しかし，在宅では器具の滅菌もしくは高水準消毒は困難です。在宅医療では患者から患者への病原体の伝播は発生しないので，病院や外来よりも感染対策上は安全であるといえます。そのため，在宅医療に適した対応を行います。

CDC は消毒・滅菌ガイドラインにおいて，粘膜に接触する器具（気管切開チューブなど）を在宅医療で再利用するときには洗浄してから以下のいずれかの方法で消毒することを推奨しています[1)]。

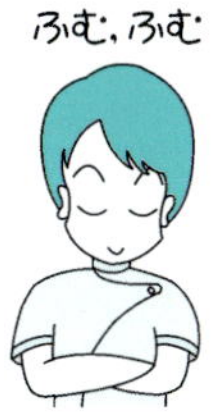

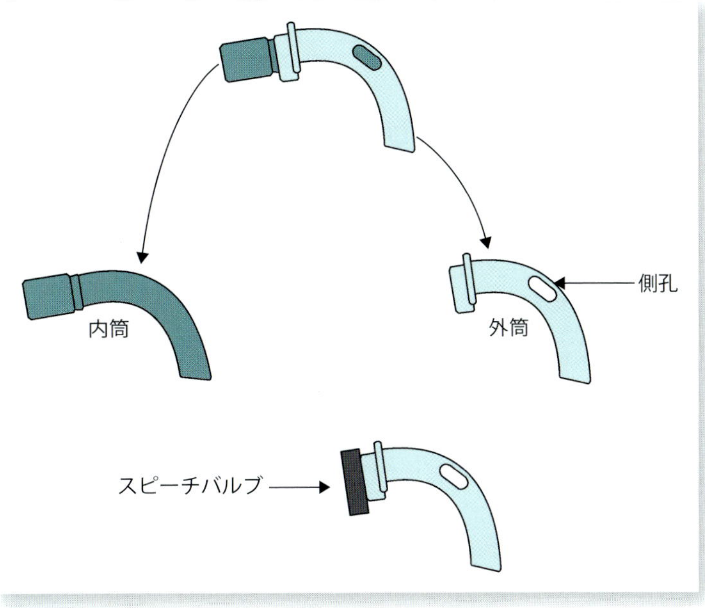

図 17　気管カニューレの内筒とスピーチバルブ

❶ 5.25%-6.15% 次亜塩素酸ナトリウム（家庭用漂白剤）を 50 倍に希釈したもの（3 分浸漬）
❷ 70% イソプロピルアルコール（5 分浸漬）
❸ 3% 過酸化水素水（30 分浸漬）

しかし，実際には 1,000ppm（0.1％）の次亜塩素酸ナトリウムで 30 分間，もしくは 70％イソプロピルアルコールで 5 分間，浸漬して処理されています。

回復期・慢性期病院においても基本的に（高度）急性期病院に準じた対応が理想ですが，経済的に困難です。このような施設に入院・入所している患者の健康状態は（高度）急性期病院の患者よりも良好であることから，在宅医療での対応に近づけたものにすることは可能です。従って，洗浄後に次亜塩素酸ナトリウム，イソプロピルアルコールを用いた消毒をします。消毒後は流水で洗い流し，滅菌水でリンスしてから使用します。また，内筒を保管する場合は清潔な蓋付き容器などに入れます。

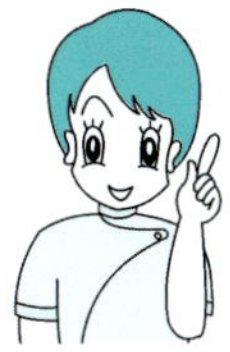

●文献
1）CDC. Guideline for disinfection and sterilization in healthcare facilities. http://www.cdc.gov/hicpac/pdf/guidelines/Disinfection_Nov_2008.pdf

気管カニューレとスピーチバルブ❷

Question 51

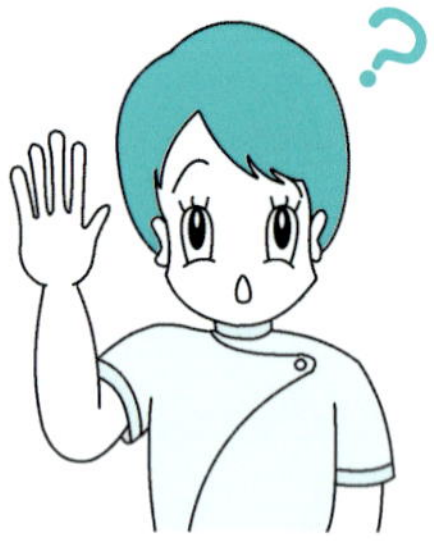

気管切開孔に挿入していたスピーチカニューレのスピーチバルブの装着が甘かったので，咳込みと同時にスピーチバルブが床に落ちてしまいました。どのように処理したら再利用できますか？

ケア環境別	ズバリ！ここが感染対策のポイント
（高度）急性期病院	そのまま使用することはできません。新しいスピーチバルブに交換してください。
回復期・慢性期病院	そのまま使用することはできません。新しいスピーチバルブに交換してください。やむを得ない場合にはアルコール綿で清拭して対応してください。
在宅	同上。

Answer

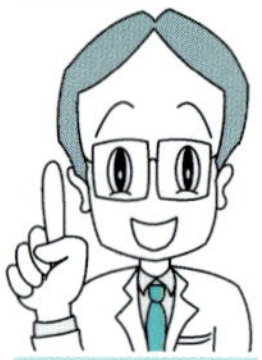

解説

スピーチカニューレとスピーチバルブは，「溝に合せてロック」して接続されますが，喀痰が多いと次第にロックが緩んでくることがあります。質問では床に落ちてしまったということですが，このような場合，水道水で洗浄してそのまま気管切開孔に挿入することは適切な対応ではありません。**スピーチカニューレ**は気道粘膜に直接接触するので，セミクリティカルに分類され（スポルディングの分類，p63参照），高水準消毒もしくは滅菌されたものが用いられます。しかし，**スピーチバルブ**は粘膜に触れることはないので，簡易的に対応することが可能です。基本的には新しいスピーチバルブに交換しますが，回復期・慢性期病院や在宅で，やむを得ない場合にはアルコール綿で清拭してから再利用します。

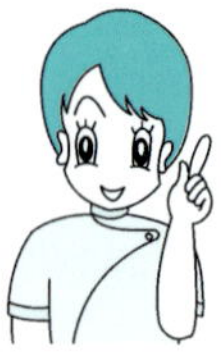

加湿器❶

Question 52

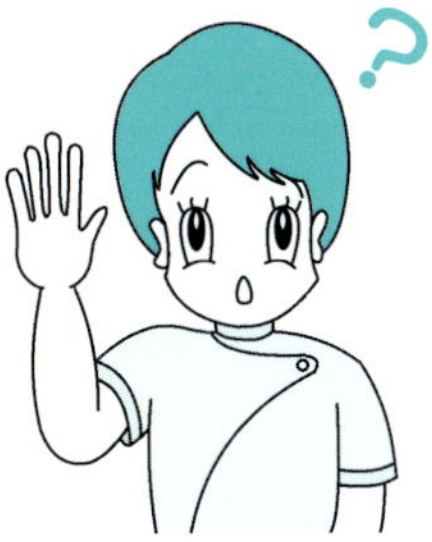

「加湿器を家から持ってきて使いたい」と患者の家族から要望がありますが，使ってもよいですか？

ケア環境別	ズバリ！ここが感染対策のポイント
（高度）急性期病院	病院が管理している加湿器を使用します。
回復期・慢性期病院	病院が管理している加湿器を使用します。患者家族のものを使用する場合には，容器の洗浄と水の交換の管理を行います。
在宅	加湿器を使用する場合は，容器の洗浄と水の交換の管理を確認します。

Answer

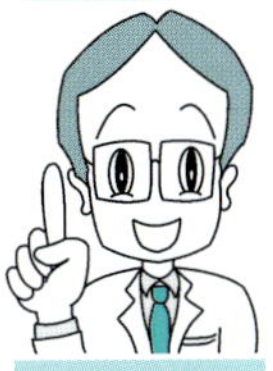

解説

一般の人々は自宅で用いていた加湿器であれば病院でも利用できると思っています。しかし，そうではありません。一般の人々の家には基本的には健康な人々が住んでいます。もちろん，高齢者も住んでいますが，病院に入院が必要なほどの患者（癌患者など）に比較すれば抵抗力は良好といえます。加湿器で問題となるのは**レジオネラ菌**や**緑膿菌**などです。これらは抵抗力が正常な人々の生命を脅かすような病原体ではないので，自宅での加湿器の管理が若干不適切であっても問題は発生しません。しかし，（高度）急性期病院に入院している患者になるとそうはいきません。加湿される水は滅菌水を用いる必要がありますし，タンクの内部も適切に洗浄・消毒されていなければなりません。CDC は環境制御ガイドラインのなかで「エアロゾルを作り出すような大型室内加湿器（超音波式やベンチュリ式など）は高水準消毒して，滅菌水が用いられない限り使用してはならない」としています[1)]。

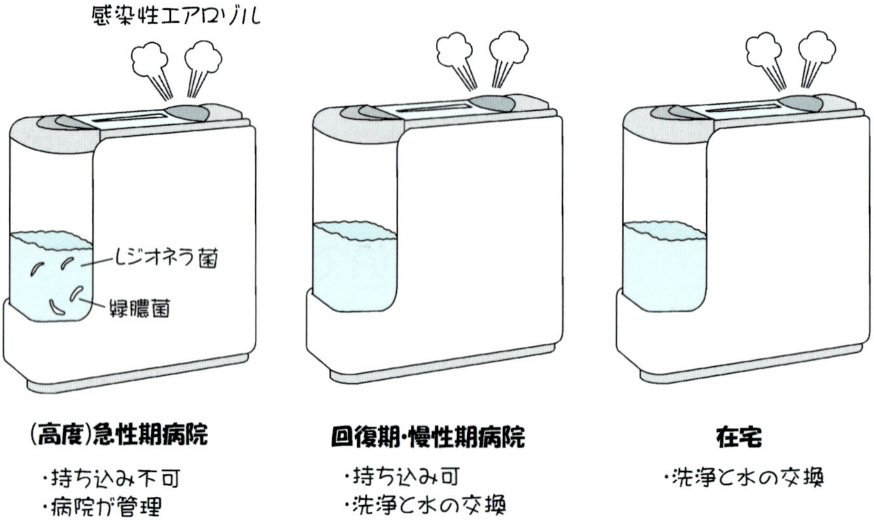

回復期・慢性期病院でも同様ですが，どうしても患者家族のものを使用するならば，「水道水を用いて容器の洗浄と水の交換を毎日実施する」という条件で使用します。在宅においては，水道水が用いられますが，やはり，容器内の洗浄とタンク水の毎日の交換は必要となります。

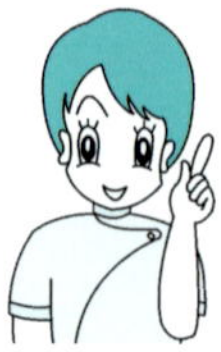

●文献

1）CDC. Guidelines for environmental infection control in health-care facilities. http://www.cdc.gov/mmwr/preview/mmwrhtml/rr5210a1.htm

加湿器 ❷

Question 53

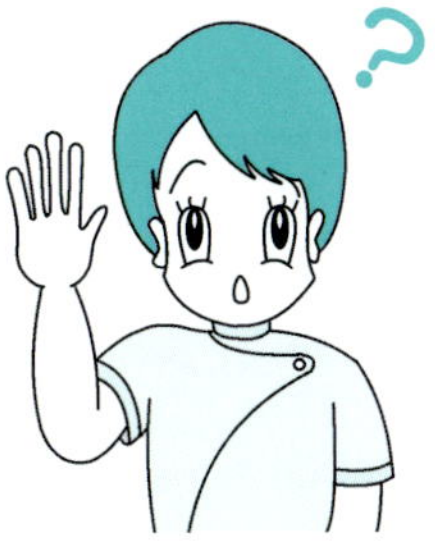

加湿器に使用する水に，カビ防止や消臭のために，水と一緒に次亜塩素酸ナトリウムを投入してもよいですか？

ケア環境別	ズバリ！ここが感染対策のポイント
（高度）急性期病院	次亜塩素酸ナトリウムを溶かした水のエアロゾルは不適切です。
回復期・慢性期病院	同上。
在宅	同上。

Answer

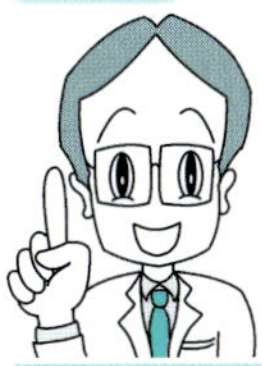

解説

加湿器には**スチーム式，超音波式，気化式**があります。スチーム式は水を沸騰する方式であるため，タンク内に病原体が存在していたとしても熱で殺菌できます。しかし，超音波式と気化式では加熱されないためタンク内に病原体が増殖していると空気中にエアロゾルとして散布される危険性があります。

この場合，どのような病原体が問題になるかというと，既に述べたようにレジオネラ菌と緑膿菌がその代表です。タンク内に水が貯まった状態で長期間経過するとレジオネラ菌が増殖することがあります。レジオネラ菌を正常免疫の人が吸い込んだとしてもレジオネラ症にはなりません。しかし，免疫不全の人々や高齢者などが吸い込むとレジオネラ症を発症する危険性があります。レジオネラ症は生命を脅かす重大な病原体であるため，十分に対応しなければなりません。

緑膿菌は栄養要求性が低く，水があれば増殖できるので，タンク

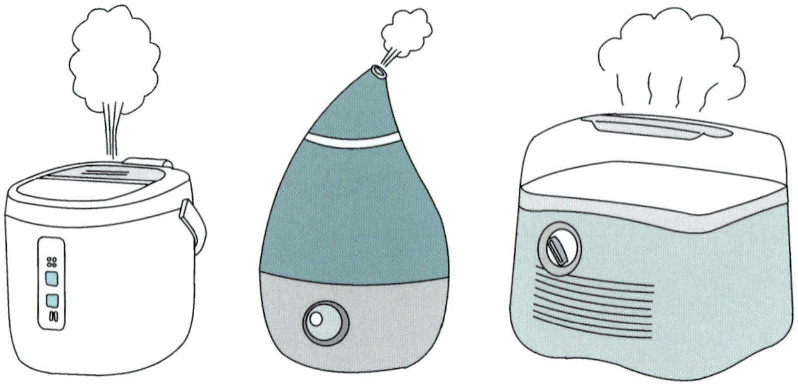

スチーム式　　超音波式　　気化式

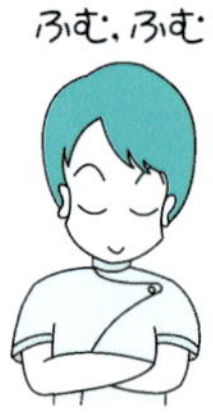

内の水で増殖できます。そのような病原体で汚染した水の**エアロゾル**を抗がん治療などで抵抗力が低下した人が吸い込めば緑膿菌による肺炎を呈する可能性があります。

従って，タンク内の清潔は極めて重要です。家庭用洗浄剤にてタンク内を清掃する必要がありますが，カビ防止や消臭のために次亜塩素酸ナトリウムをタンクに投入して消毒することも可能です。この場合，消毒したあとには滅菌水にて洗い流さなければなりません。一方，次亜塩素酸ナトリウムを溶かし込んだ水をエアロゾル化することは適切ではありません。次亜塩素酸ナトリウムのエアロゾルを吸い込むことの安全性は確認されていないからです。

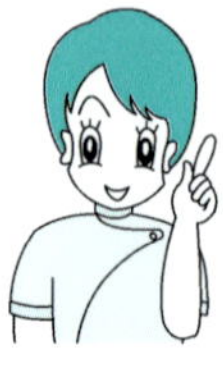

採血・血管内留置カテーテル❶

Question 54

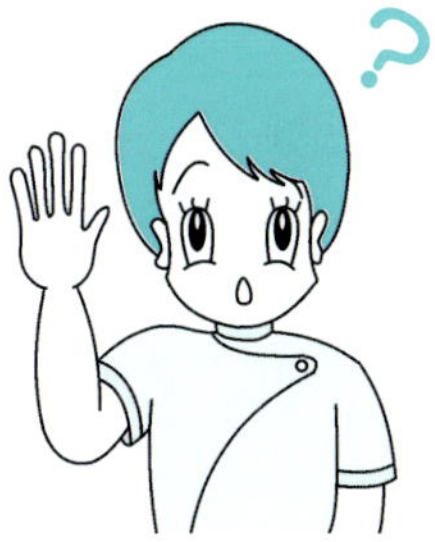

駆血帯を使った後はどのように処理したらよいですか？

ケア環境別	ズバリ！ここが感染対策のポイント
（高度）急性期病院 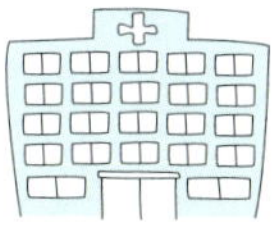	血液がひどく付着した場合などは廃棄しますが，通常は洗浄します。
回復期・慢性期病院 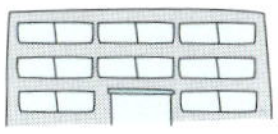	同上。
在宅 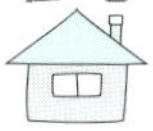	同上。

Answer

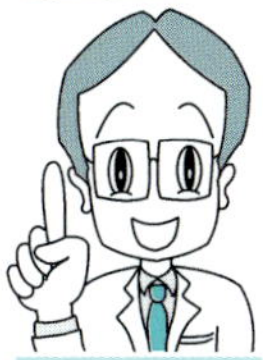

解説

駆血帯は健常皮膚に接触する器具であることからスポルディングの分類（p63 参照）ではノンクリティカルとなります[1)]。従って，洗浄にて対応すればよいのです。駆血帯を用いていると採血時に血液が飛び散って付着することがあります。このような場合には 1,000ppm（0.1％）の次亜塩素酸ナトリウムによる消毒が必要です。大量の血液が付着した場合には廃棄することになりますが，どうしても再利用したい場合には血液を洗い流してから，5,000ppm（0.5％）の次亜塩素酸ナトリウムに漬けることになります。

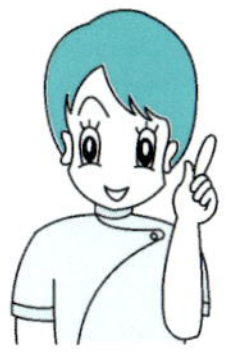

●文献

1）CDC. Guideline for disinfection and sterilization in healthcare facilities. http://www.cdc.gov/hicpac/pdf/guidelines/Disinfection_Nov_2008.pdf

採血・血管内留置カテーテル❷

Question 55

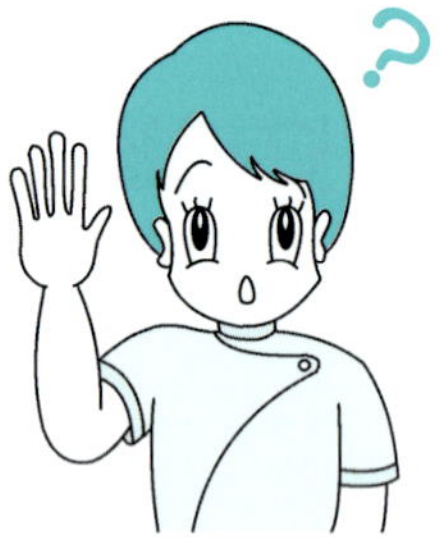

患者がアルコールにアレルギーがあるのですが，採血時の皮膚消毒は 0.02%のクロルヘキシジングルコン酸塩（ヒビテン®液）でよいですか？　院内の消毒薬は，10%ポビドンヨード，70～80%エタノール，6%次亜塩素酸ナトリウムしかありません。

ケア環境別	ズバリ！ここが感染対策のポイント
（高度）急性期病院 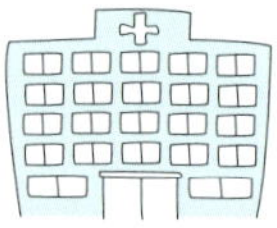	血管内カテーテルや注射針の刺入部には適切な消毒が必要です。アルコールアレルギーがあるならば，10%ポビドンヨードで消毒し，乾燥してから針を刺入します。
回復期・慢性期病院 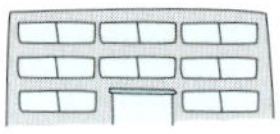	同上。
在宅 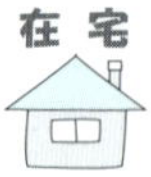	同上。

Answer

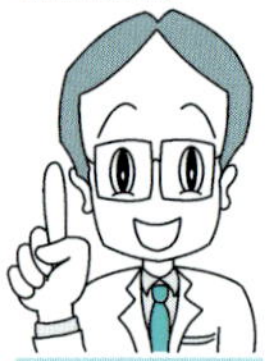

解説

病院では**生体消毒薬**としてポビドンヨード，アルコール，クロルヘキシジングルコン酸塩が用いられています。次亜塩素酸ナトリウムは環境や器具の消毒に用いられ，生体消毒薬ではないので，皮膚消毒には用いることができません。消毒薬の効果を濃度を考慮して示すとしたら，おおよそ「10% ポビドンヨード＝ 70% アルコール＝ 0.5% クロルヘキシジングルコン酸塩」ということになります。2% クロルヘキシジングルコン酸塩が最も消毒効果が期待できるのですが[1]，日本では利用できません。

採血時の皮膚消毒には 70% アルコールが用いられることが多いと思います。アルコールアレルギーの患者に 0.02％クロルヘキシジングルコン酸塩はどうかということですが，0.02％は濃度的に薄いので皮膚消毒には不十分です。このような場合には 10% ポビドンヨードもしくは 0.5% クロルヘキシジングルコン酸塩にて消毒するのが適切ですが，臨床現場では 10% ポビドンヨードのほうが

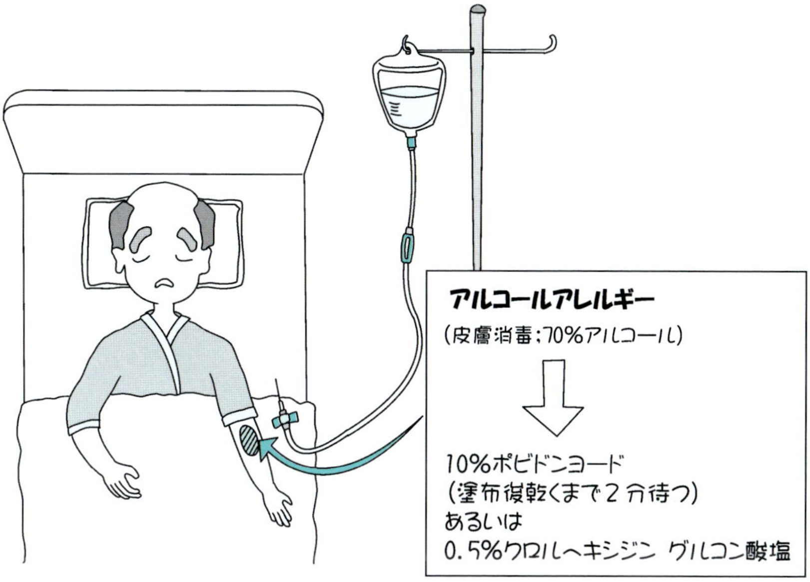

よく用いられています。ポビドンヨードを用いるならば塗布してからすぐに穿刺したり，ハイポアルコールで脱色してはいけません。消毒薬が乾燥するまで，もしくは２分が経過するまで待ってから穿刺します。病院によってはエタノールアレルギーに対して 70％イソプロパノールの単包製剤を導入して利用しています。

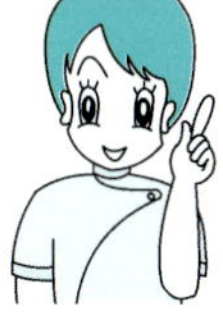

●文献
1）CDC. Guidelines for the prevention of intravascular catheter-related infections. http://www.cdc.gov/hicpac/pdf/guidelines/bsi-guidelines-2011.pdf

採血・血管内留置カテーテル❸

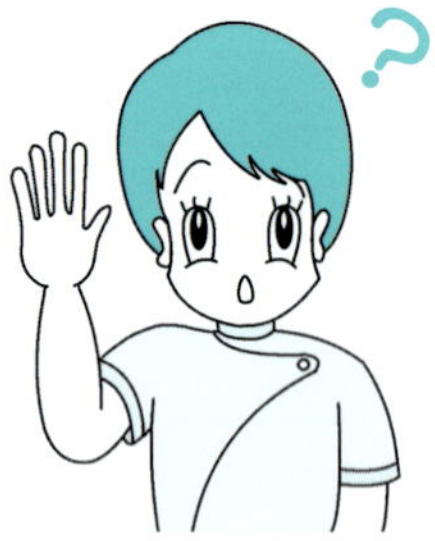

Question 56

明日の手術予定の患者ですが，手術当日は忙しいので，前日から末梢静脈カテーテルを留置しておいてもよいですか？

ケア環境別	ズバリ！ここが感染対策のポイント
（高度）急性期病院 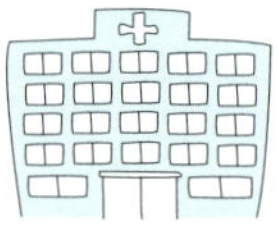	手術当日に留置します。血管内留置カテーテル関連感染を防止するためには，必要な時に，必要な点滴の挿入をすることが原則です。
回復期・慢性期病院 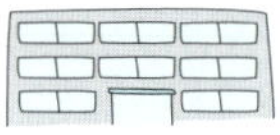	同上。
在宅 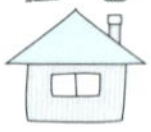	該当なし。

Answer

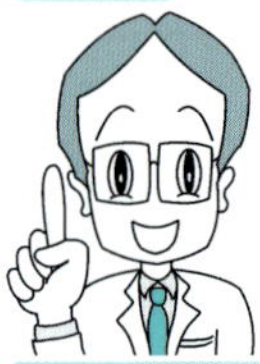

解説

必要ないにも関わらず挿入されている血管内カテーテルのことを「怠惰な血管内カテーテル（idle intravenous catheter）」といいます[1)]。院内感染を減らすためには「怠惰な血管内カテーテル」を撲滅する努力が必要なのです。CDC は血管内カテーテルガイドラインのなかで「不要になった血管内留置カテーテルは速やかに抜去する」ということをカテゴリー IA の強さで勧告しています[2)]。このガイドラインでは勧告のレベルが 5 段階（IA，IB，IC，Ⅱ，未解決事項）に分けられており，カテゴリー IA は「実施を強く勧告：十分に設計された実験研究や臨床研究または疫学研究で強く裏付けられている」というもので最強の勧告です。

不要になったらすぐに抜去が必要な血管内カテーテルですから，不要な時期にあえて挿入するのは論外といえます。末梢静脈カテーテルは中心静脈カテーテルに比較して感染は少ないものの，やはり異物を体内に留置することになります。ヒトの体は体内に異物が存

血管内カテーテルへの病原体の侵入口

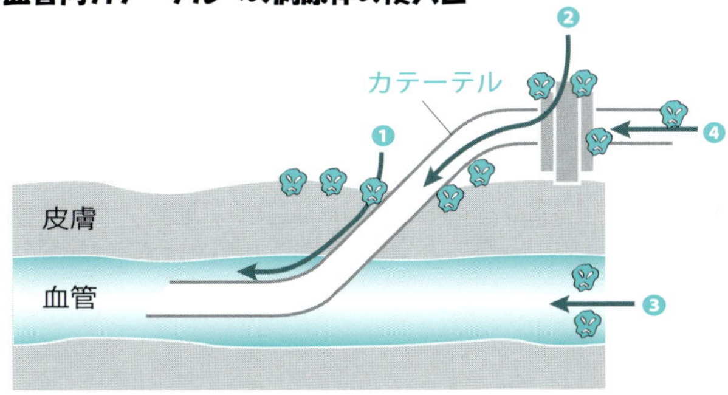

❶挿入部位の皮膚微生物が皮下のカテーテル経路に侵入
❷カテーテルまたはカテーテルハブの直接的な汚染
❸別の感染病巣からカテーテルへの血行性播種
❹汚染した輸液からカテーテル内への侵入

在すると感染症に脆弱になることと，補液製剤が直接血管内に流入するので，カテーテルが汚染されれば患者は危険な状態になることから，血管内カテーテルの留置期間は極力短期間にする努力をします。最近は術前経口補水療法が導入されるようになってきたので，これが適用される患者は手術室に入ってからの末梢静脈カテーテルの挿入となります。

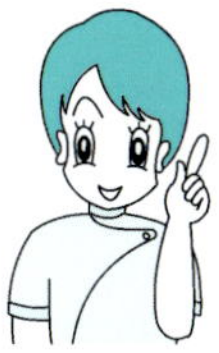

●文献
1）Lederle FA, et al. The idle intravenous catheter. Ann Intern Med 1992; 116:737–8.
2）CDC. Guidelines for the prevention of intravascular catheter-related infections. http://www.cdc.gov/hicpac/pdf/guidelines/bsi-guidelines-2011.pdf

採血・血管内留置カテーテル❹

Question 57

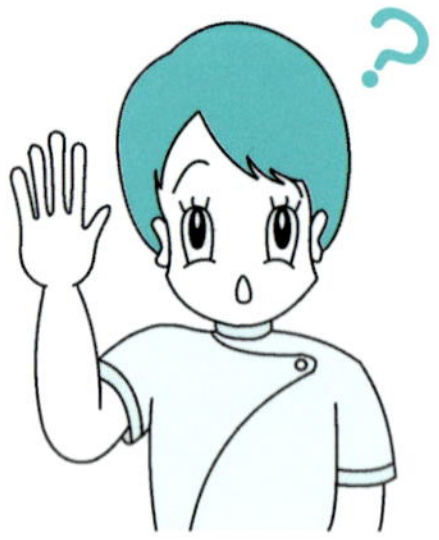

マキシマル・バリアプリコーションとは何ですか？どんな時に必要ですか？

ケア環境別	ズバリ！ここが感染対策のポイント
（高度）急性期病院 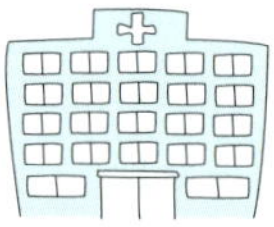	中心静脈カテーテルを留置するときに滅菌ガウン，滅菌手袋，マスク，キャップを着用して，全身用滅菌ドレープ（手術室で使われるドレープと同様）を使用することをマキシマル・バリアプリコーションといいます。
回復期・慢性期病院 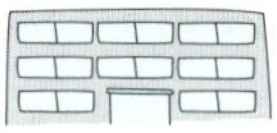	同上。
在宅 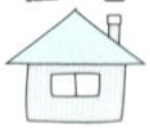	該当なし。

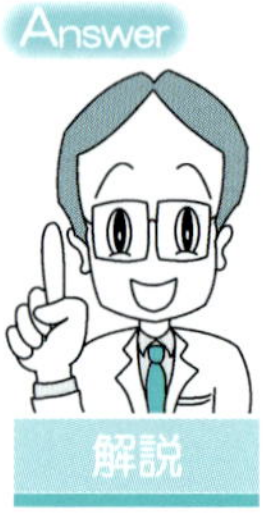

マキシマル・バリアプリコーションは「中心静脈カテーテル留置時に滅菌ガウン，滅菌手袋，マスク，キャップを着用して，全身用滅菌ドレープ（手術室で使われるドレープと同様）を使用すること」と定義されています[1]。中心静脈カテーテル挿入時のマキシマル・バリアプリコーションと滅菌手袋・小型ドレープとを比較した無作為化対照試験では，マキシマル・バリアプリコーションを実施したグループは，カテーテルでのコロニー形成，カテーテル由来血流感染ともに発生件数が少なかったのです。また，感染症がみられた症例であっても，マキシマル・バリアプリコーションを実施したグループのほうが感染症は発生がかなり遅かったのです。肺動脈カテーテルの研究でもマキシマル・バリアプリコーションが感染リスクを低減させたことが証明されました。

CDC は中心静脈カテーテルおよび末梢挿入型中心静脈カテーテルの挿入またはガイドワイヤー交換の際にはマキシマル・バリアプ

マキシマル・バリアプリコーション

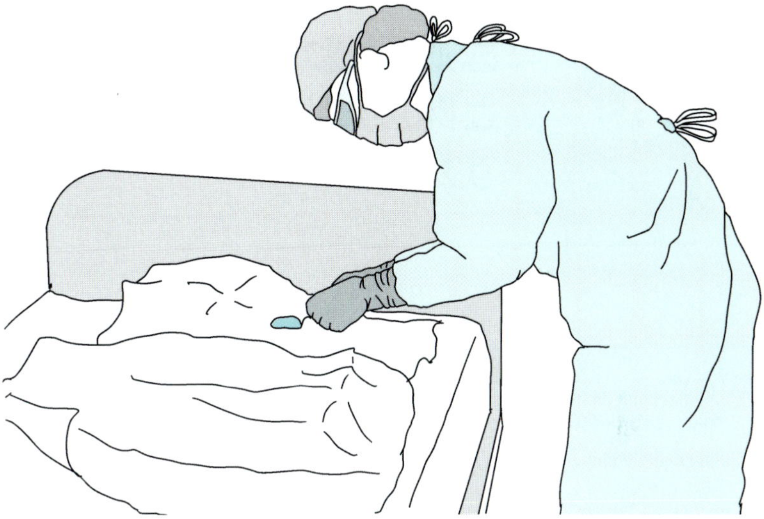

リコーションを実施することを強く勧告しており，腋窩または大腿動脈カテーテル挿入でも用いることを推奨しています。

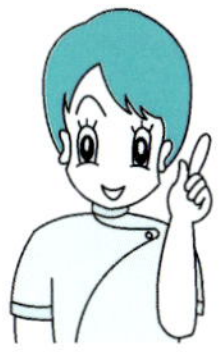

●文献
1）CDC. Guidelines for the prevention of intravascular catheter-related infections. http://www.cdc.gov/hicpac/pdf/guidelines/bsi-guidelines-2011.pdf

尿道留置カテーテル❶

Question 58

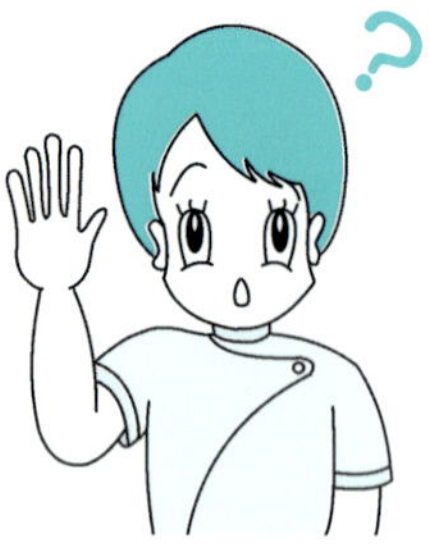

尿道留置カテーテルは閉鎖式システムと開放式システムではどちらがよいですか？

ケア環境別	ズバリ！ここが感染対策のポイント
（高度）急性期病院 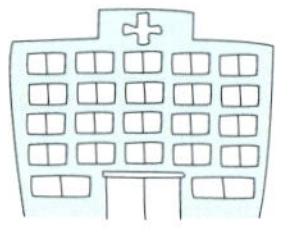	短期間であれば閉鎖式システムのほうが感染対策では有利です。
回復期・慢性期病院 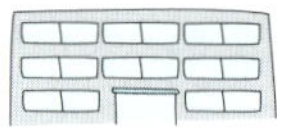	尿道留置カテーテルが長期に留置される場合，閉鎖式であっても細菌尿は必発なので，閉鎖式のほうが有利であるとは言い切れません。経済性を考慮して開放式が利用されています。
在宅 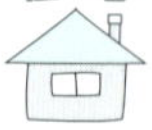	経済性を考慮して開放式が利用されています。

Answer

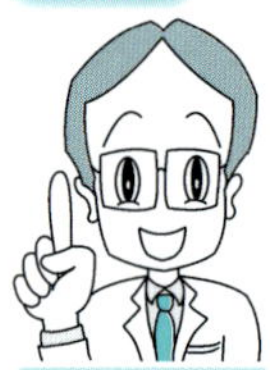

解説

尿道留置カテーテルが挿入された患者における病原性微生物の尿路への侵入ルートには，カテーテルの外腔面ルートまたは内腔面ルートがあります。前者では尿道粘膜とカテーテルの外表面の間隙を伝っての移動であり，後者は汚染された尿バッグまたはカテーテル－導尿チューブ接続部から病原体が入り込み，カテーテルの内腔を移動していく経路です[1)]（図 18）。

米国では 1960 年代に無菌の閉鎖式システムが導入されて以降，細菌尿が著しく減少しました。これは内腔面ルートの重要性を示唆しています。従って，開放式よりも閉鎖式のほうが感染対策上有利なのです。CDC は「尿道カテーテルは無菌的に挿入し，閉鎖式システムを維持する」と勧告しています[1)]。

しかし，閉鎖式システムであっても，時間の経過とともに，無菌システムの破綻または外腔面ルートを通しての細菌尿が必然的に発

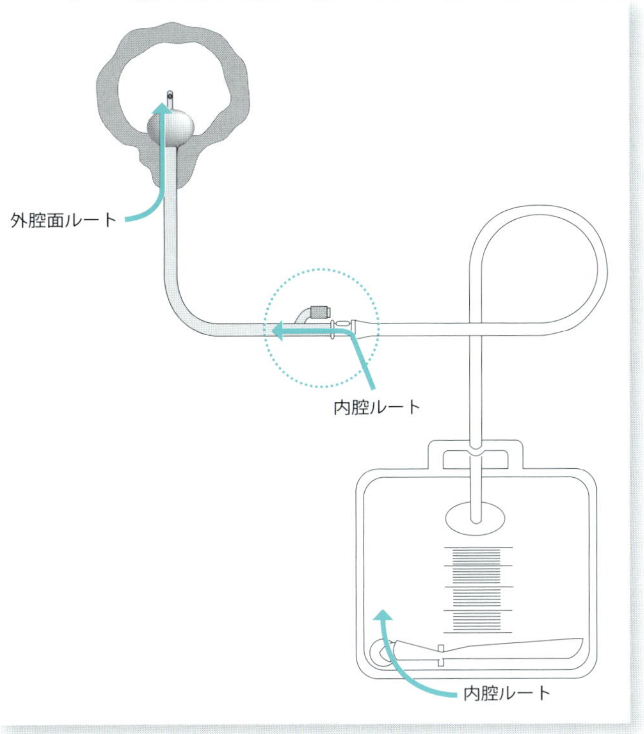

図 18　病原体の尿路への侵入ルート

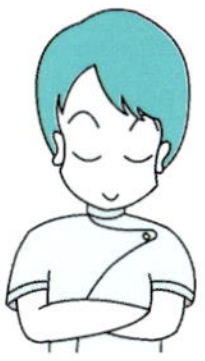

生します。カテーテル留置による細菌尿の 1 日あたりの危険性は 3 〜 10% であり，30 日後（カテーテル留置の短期と長期との境界日数と考えられる）には，100% に近づくことが明らかになっています。従って，長期留置での閉鎖式の有用性については明確ではありません。そのため，回復期・慢性期病院や在宅医療において長期留置が予測されるならば経済性も考慮して開放式が用いられることもあります。

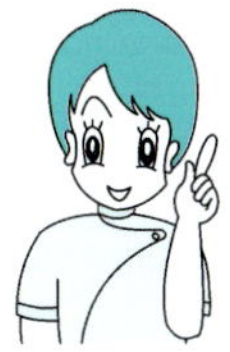

●文献
1) CDC. Guideline for prevention of catheter-associated urinary tract infections. http://www.cdc.gov/hicpac/pdf/CAUTI/CAUTIguideline2009final.pdf

尿道留置カテーテル❷

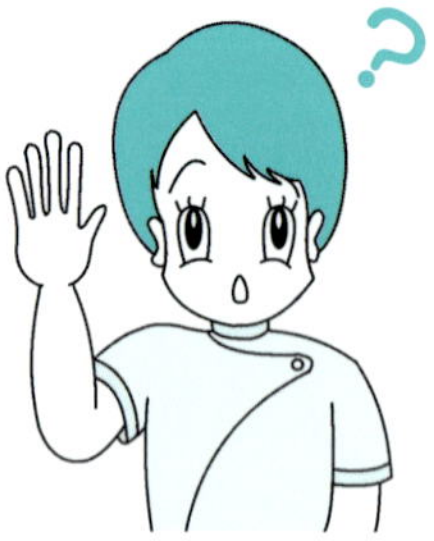

Question 59

尿道留置カテーテルと間歇的導尿ではどちらが有効ですか？

ケア環境別	ズバリ！ここが感染対策のポイント
（高度）急性期病院 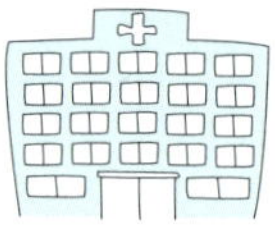	感染対策上，間歇的導尿のほうが尿道留置カテーテルよりも有利です。
回復期・慢性期病院 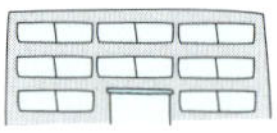	脊髄損傷患者，髄膜脊髄瘤および神経因性膀胱の小児患者などでは間歇的導尿を選択します。また，その他の患者でも間歇的導尿のほうが望ましいといえます。1人の患者の導尿回数は5～6回/日を目安にしますが，この回数以上の導尿の必要性があれば尿道留置カテーテルを挿入せざるをえないこともあります。
在宅 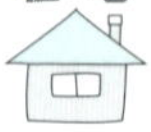	可能であれば間歇的導尿を選択しますが，困難であれば尿道留置カテーテルを挿入します。

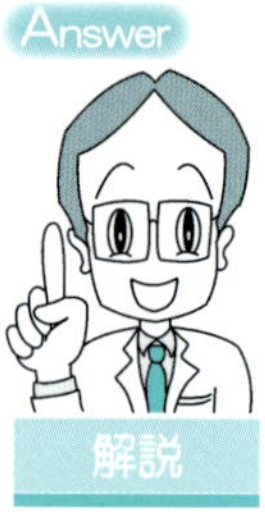

尿道カテーテルの留置は体内に異物を留置するということなので，患者は感染症に脆弱になります。それを避けるために**間歇的導尿**が選択されることがあります。実際，尿道留置カテーテルを上回る間歇的導尿法の有益性を示唆した研究があります。ただし，間歇的導尿法を用いるなら，膀胱の過膨張を予防するために定期的に導尿しなければなりません。不要なカテーテル挿入を減らすために，尿量測定用の携帯超音波装置を使用することも適切です。尿道留置カテーテルの使用を下記に限定する努力が大切です。

尿道留置カテーテルの適応 [1)]

❶急性の尿閉または膀胱出口部の閉塞がみられる患者

❷尿量の正確な測定が必要な重症患者

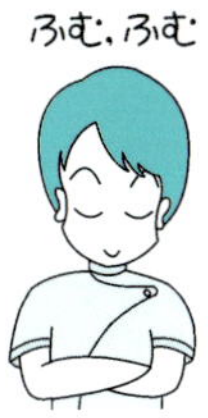

❸特定の周術期使用の患者
- 泌尿生殖器の周辺の手術（泌尿器科手術など）が行われた患者
- 長時間の手術が予測される患者
- 術中に大量の点滴または利尿剤の投与が予想される患者
- 尿量の術中計測が必要な患者

❹仙椎部または会陰部にある開放創の治癒を促す必要のある尿失禁患者

❺長期に固定する必要がある患者（胸椎または腰椎が不安定，骨盤骨折など）

❻終末期ケアの快適さの改善が必要な患者

脊髄損傷患者，髄膜脊髄瘤および神経因性膀胱の小児患者などでは間歇的導尿を選択します。その他の患者でも間歇的導尿のほうが望ましいといえます。1人の患者の導尿回数は5～6回/日を目安にしますが，この回数以上の導尿の必要性があれば回復期・慢性期病院においては尿道留置カテーテルを挿入せざるをえないこともあります。ただし，下記のような状況でのカテーテルの留置は適切ではありません[1)]。特に尿失禁の場合はオムツで対応すべきです。

尿道留置カテーテルの適応外

❶尿失禁患者をケアしやすくするためのカテーテル留置

❷自発排尿ができるのに，培養などの検査のために採尿する手段としての留置

❸カテーテルの適応のない手術後の長期間の留置

在宅ケアの患者でも自己導尿が可能ならば間歇的導尿を選択します。尿道留置カテーテルを安易に用いないようにします。

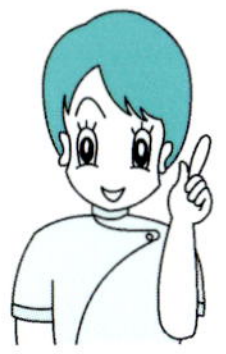

●文献

1）CDC.Guideline for prevention of catheter-associated urinary tract infections. http://www.cdc.gov/hicpac/pdf/CAUTI/CAUTIguideline2009final.pdf

尿道留置カテーテル❸

Question 60

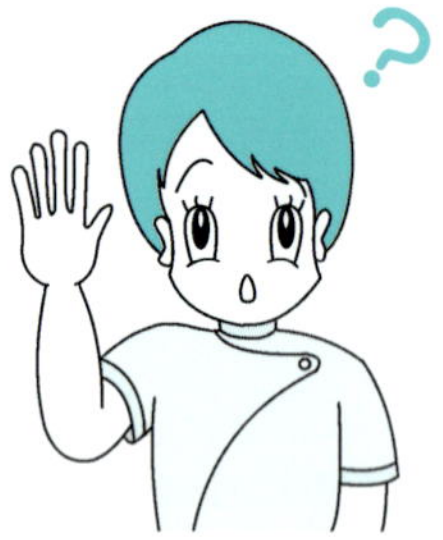

尿道留置カテーテルは1ヵ月で交換してよいですか？

ケア環境別	ズバリ！ここが感染対策のポイント
（高度）急性期病院 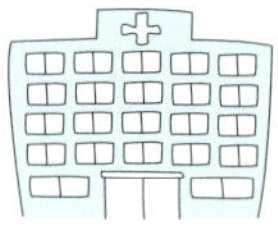	尿道留置カテーテルは定期的には交換しません。不要になったら速やかに抜去します。
回復期・慢性期病院 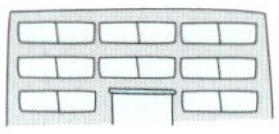	尿道留置カテーテルは定期的には交換しません。感染やカテーテルの閉塞，閉鎖式システムが損なわれた場合には交換します。
在宅 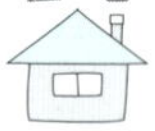	同上。

Answer

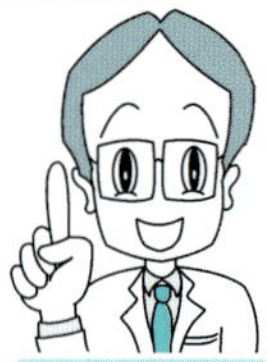

解説

カテーテルを留置していることが感染を引き起こしやすいならば，「カテーテルは定期的に交換したほうがよいのか？」という発想がでてきます。カテーテル関連尿路感染を予防するための定期的な交換についての研究が行われましたが，カテーテルまたは尿バッグの定期交換の有益性はみられませんでした。ナーシングホーム居住者についての1件の研究では，「閉塞または感染がみられたときの交換」と「月1回の定期交換」では症候性尿路感染において差がみられませんでした。在宅ケア患者についての1件の研究では，月1回よりも頻回にカテーテルを交換すると，症候性尿路感染の危険性がむしろ増加したのです。このようなことから，CDCは「定期的な間隔で尿道留置カテーテルまたは尿バッグを交換することは推奨しない。むしろ，感染や閉塞のような臨床的な適応に基づくか，閉鎖式システムが損なわれたときにカテーテルと尿バッグを交換する」と勧告しています[1)]。

尿道カテーテルの種類

フォーリー型（2 way）

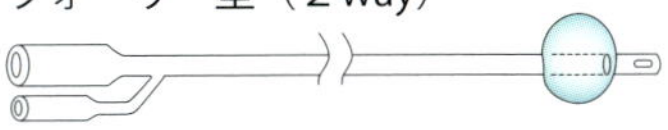

一般的に使用されている。

チーマン型

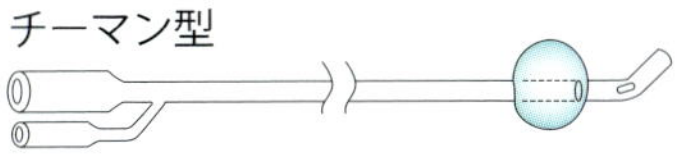

男性患者で尿道狭窄などがみられる場合に使用される。尿道の走行に沿うように先端が曲がっている。

フォーリー型（3 way）

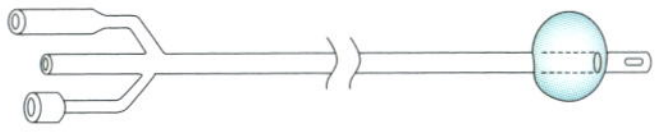

血尿のために膀胱洗浄が必要な場合に使用される。

尿道留置カテーテルは無菌的に挿入し，閉鎖式システムを維持しますが，無菌操作が破綻したり，接続が切断されたり，漏れが起きた場合は交換します。

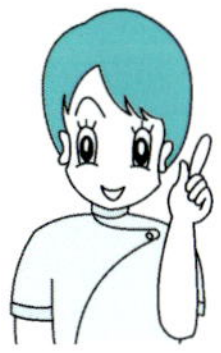

●文献

1）CDC.Guideline for prevention of catheter-associated urinary tract infections. http://www.cdc.gov/hicpac/pdf/CAUTI/CAUTIguideline2009final.pdf

コラム

帯状疱疹

水痘 - 帯状疱疹ウイルス（VZV：varicella-zoster virus）は初感染すると水痘を発症します。その後，VZV は知覚神経の神経節に潜伏感染し，再活性化することによって帯状疱疹となります。一般人の約 15 ～ 30% が生涯に帯状疱疹を経験するといわれています。帯状疱疹の水疱部分には高濃度の VZV が含まれており，エアロゾル化することによって空気感染することがあります。

尿道留置カテーテル❹

Question 61

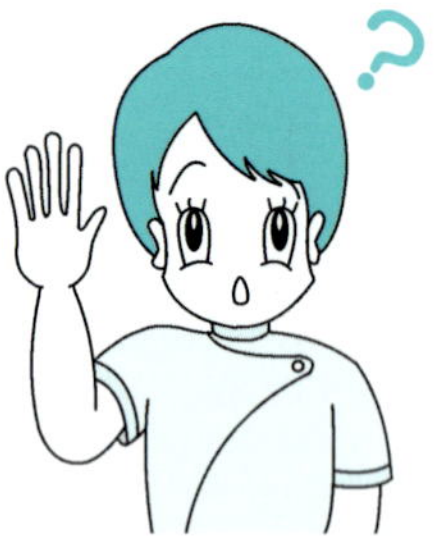

膀胱洗浄は行ってよいですか？

ケア環境別	ズバリ！ここが感染対策のポイント
（高度）急性期病院	前立腺や膀胱手術後の出血によってカテーテルの閉塞が予測される場合を除き，膀胱洗浄はしません。
回復期・慢性期病院	同上。
在宅	同上。

Answer

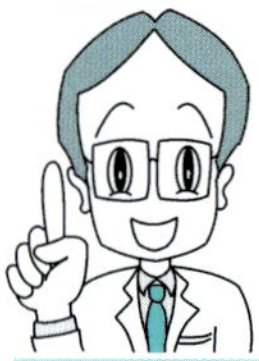

解説

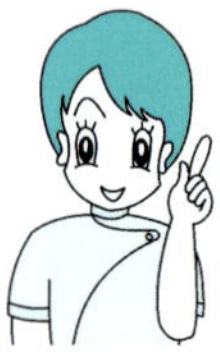

過去には尿道留置カテーテルが挿入されている患者において生理的食塩水による膀胱洗浄が頻回に行われていました。ときには，アミノグリコシド系抗菌薬を混入した生理的食塩水が用いられていたこともあります。しかし，最近は膀胱洗浄は実施しないのが原則となっています。様々な研究が尿道留置カテーテルまたは間歇式カテーテルをした患者における膀胱洗浄の有益性を示唆しなかったからです。CDC は「カテーテルの閉塞が予測される場合（前立腺手術や膀胱手術後に出血するかもしれない場合）を除き，膀胱洗浄は推奨しない」と勧告しています[1)]。また，抗菌薬を使用した膀胱の定期的な洗浄も推奨しないとしています。

●文献

1）CDC.Guideline for prevention of catheter-associated urinary tract infections. http://www.cdc.gov/hicpac/pdf/CAUTI/CAUTIguideline2009final.pdf

尿道留置カテーテル❺

Question 62

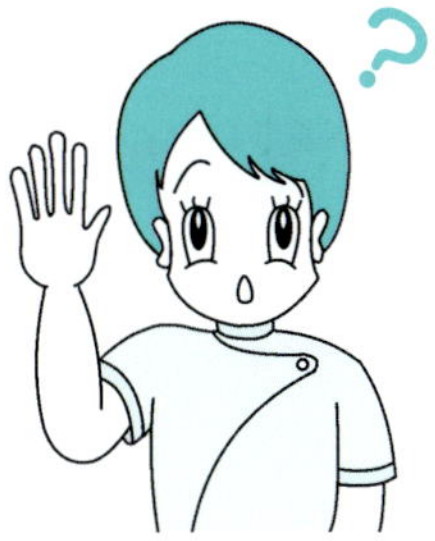

尿道留置カテーテルが挿入されたまま，お風呂に入ってもよいですか？

ケア環境別	ズバリ！ここが感染対策のポイント
（高度）急性期病院 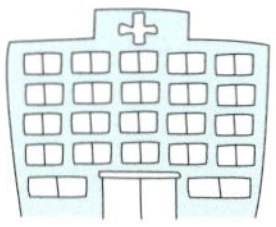	カテーテルを留置したまま入浴すると，カテーテルと尿道壁のすきまから風呂湯が逆流します。風呂に入るのではなく，シャワーにすることをお勧めします。
回復期・慢性期病院 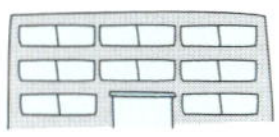	同上。
在宅 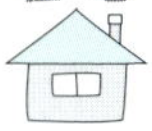	同上。

Answer

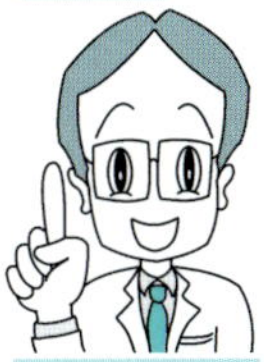

解説

尿道留置カテーテルが挿入されている状況で入浴すると水圧によって風呂湯が外腔面ルートを経由して膀胱内に入り込んでしまいます。風呂湯には患者の皮膚や陰部の常在菌が浮遊しているので，それらもまた膀胱内に侵入してしまいます。その結果，尿路感染を合併する危険性が増大するのです。

逆に，水圧がなければ侵入しないわけですから，シャワーは問題ありません。むしろ，シャワーすることによって陰部の清潔が保たれます。従って，尿道留置カテーテルが挿入されている患者は風呂に入浴するのではなく，シャワーをお勧めします。

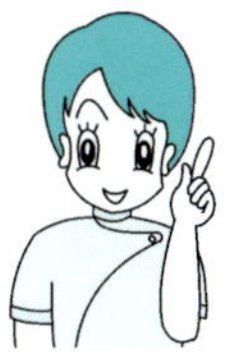

高齢者ではゆっくりと湯船に浸かることを希望される方もいるので，尿道留置カテーテルが挿入されたままの入浴を希望されるかもしれません。しかし，尿路感染は腎盂腎炎や菌血症などの重篤な感染症を引き起こすことがあるので十分に説明してシャワーにしてもらうことが大切です。

尿道留置カテーテル❻

Question 63

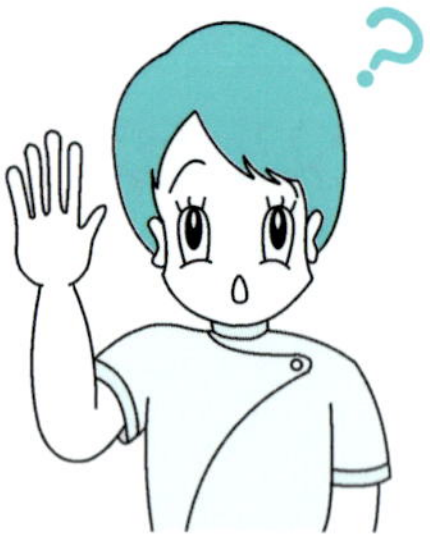

尿バッグの排出口の先端の消毒は必要ですか？

ケア環境別	ズバリ！ここが感染対策のポイント
(高度)急性期病院	消毒をする必要はありません。尿を排出した後，周辺の汚染防止のためにガーゼやアルコール綿で拭くなどの対応をします。
回復期・慢性期病院	同上。
在宅	消毒をする必要はありません。尿を排出した後，周辺の汚染防止のためにティッシュで拭くなどの対応をします。

Answer

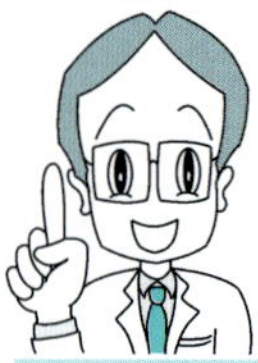

解説

尿バッグから尿を廃棄した場合，排出口の先端を消毒すべきか否かの議論があります。最も大切なことは排出口を汚染させないようにすることです。CDCは「患者ごとに異なる清潔な採尿容器を用いて，定期的に尿バッグを空にする。尿が飛散しないように，また未滅菌の採尿容器と排出口が接触しないようにする」と勧告しています[1)]。患者ごとに異なる清潔な採尿容器を用いることによって患者から患者への病原体の伝播を防ぐことができます。また，採尿容器と排出口が接触しないようにすることによって，採尿容器に付着している微生物が排出口に移動しないようにできるのです（図19）。

尿を尿バッグから排出した後，排出口に尿が付着していることがあり，そのまま放置すると尿で周辺環境が汚染されることがあります。そのようなことを防ぐためにガーゼなどを用いて尿を拭き取るようにします。病棟業務ではガーゼよりもアルコール綿のほうが入手しやすいのでアルコール綿を用いることがほとんどです。これは

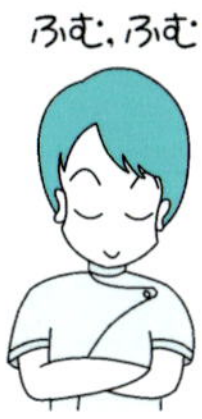

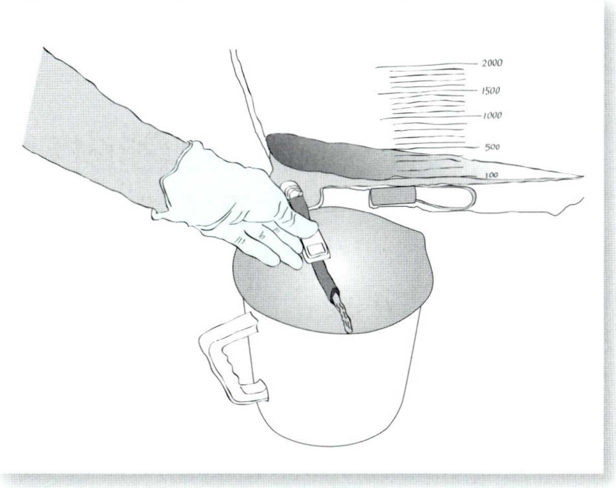

図 19　尿バッグの管理

患者ごとに異なる清潔な採尿容器を用いて，定期的に尿バッグを空にする。採尿容器と排尿口が接触しないようにする。

アルコール消毒を目的としているのではなく，単に排出口に付着している尿を拭き取ることを目的としているのです。在宅ではアルコール綿よりもティッシュのほうが簡単に手に入るのでティッシュでの拭き取りで十分です。

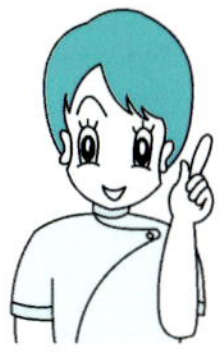

●文献

1）CDC.Guideline for prevention of catheter-associated urinary tract infections. http://www.cdc.gov/hicpac/pdf/CAUTI/CAUTIguideline2009final.pdf

尿道留置カテーテル⑦

Question 64

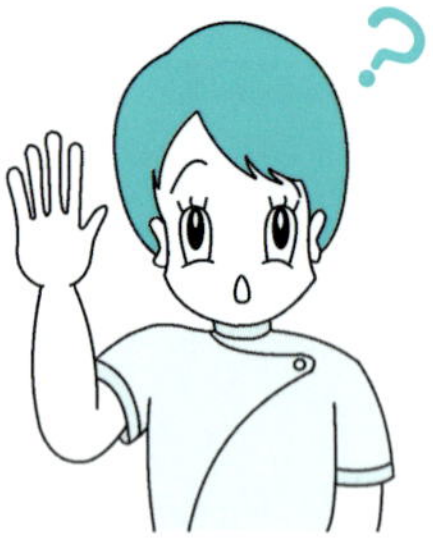

検体採取のための採尿はどのようにすればよいですか？

ケア環境別	ズバリ！ここが感染対策のポイント
(高度)急性期病院 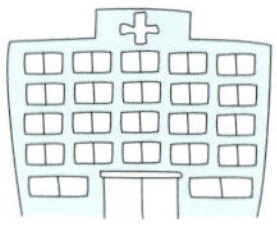	検体採取のための採尿ポートをアルコールで消毒し，滅菌済みのシリンジを使用して採尿ポートから尿を吸引します。
回復期・慢性期病院 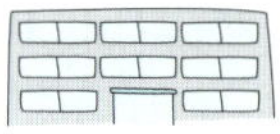	同上。
在宅 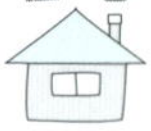	該当なし。

Answer

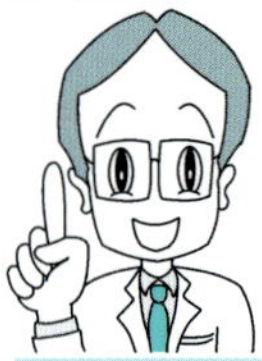

解説

閉鎖式尿道留置カテーテルが挿入されている患者から尿検体を採取しなければならないことがあります。この場合は閉鎖式を破綻させることなく，無菌的に採取します。採取時に汚染させるとカテーテルシステムに病原体が入り込むことになり，患者は尿路感染を合併する危険性があるからです。

少量の新鮮尿が検査（検尿または培養）に必要な場合は消毒薬でポートを消毒した後に滅菌済みのシリンジにて尿を吸引します（図20）。特別な分析や検査（培養以外）のために大量に尿が必要な場合には尿バッグから尿を無菌的に採取します[1)]。

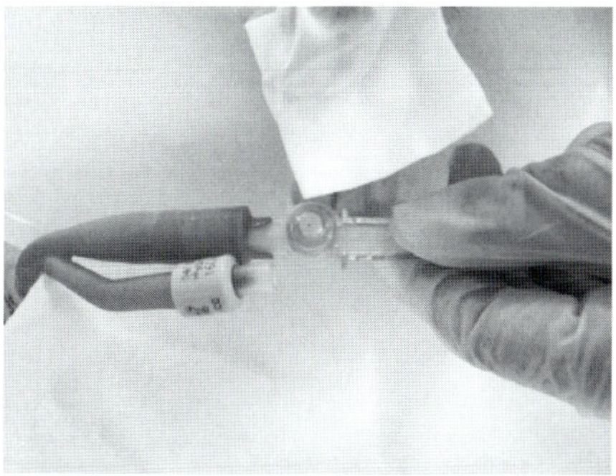

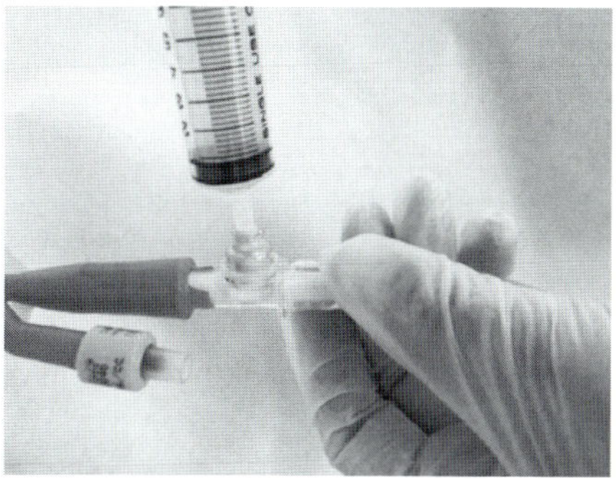

図 20　閉鎖式システムの採尿ポートからの尿検体の採取

少量の新鮮尿が検査に必要な場合は消毒薬でポートを消毒した後に滅菌済みのシリンジにて尿を吸引する。

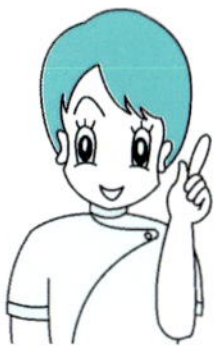

●文献

1）CDC.Guideline for prevention of catheter-associated urinary tract infections. http://www.cdc.gov/hicpac/pdf/CAUTI/CAUTIguideline2009final.pdf

コラム

百日咳

百日咳は百日咳菌による感染症であり，極めて感染力が強い病原体です。感冒症状（鼻汁，鼻閉，くしゃみ，軽い咳や発熱）で始まり，1～2週間後には激しい咳がみられるようになります。小児は激しい咳をするようになり，生後1年未満の幼児の半数以上は入院が必要となります。百日咳は飛沫感染によってヒトからヒトへと伝播します。百日咳菌は乾燥した粘液でも最大3日間は生き残ることができるので，そこに触れた手指から自分の気道粘膜に付着しても感染します。百日咳ワクチンは接種してから5～10年を経過すると免疫が弱まり，青年や成人になると百日咳に罹患しやすくなります。青年や成人が百日咳に罹患した場合，百日咳の感染源になり，同居の幼児などに感染させることがあります。

V．生活器具・環境

生活器具
環境

生活器具❶

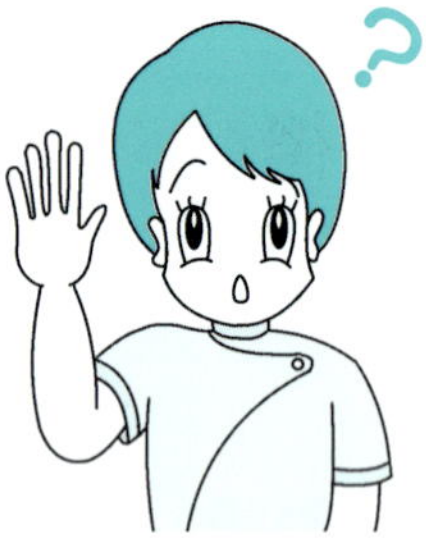

Question 65

爪切りで爪を切った後，爪切りは，どのように片づければよいですか？

ケア環境別	ズバリ！ここが感染対策のポイント
（高度）急性期病院	爪周囲に創傷がなく健常な状況であれば爪切りは洗浄したものを用い，使用後も洗浄すればよいです。しかし，指周辺に創傷がある場合には爪切りに付着している病原体が創傷部から侵入する危険性があるので，滅菌された爪切りを使用します。そして，使用によって爪切りに血液が付着した場合には洗浄後に次亜塩素酸ナトリウムにて消毒する必要があります。
回復期・慢性期病院	日常的には爪周囲に創傷のある患者の爪切りは行われていないので，爪切りは共有して使用できます。しかし，爪白癬などの患者に用いた場合はアルコール綿などで清拭します。
在宅	家族間で使用する事になります。使用後は水洗いをして乾燥させます。

Answer

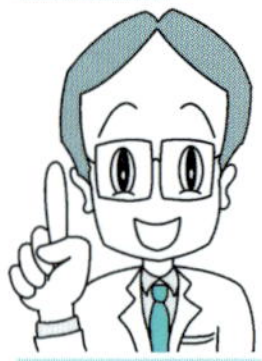

解説

爪切りであっても，松葉杖であっても，カテーテルであっても器具には変わりはありません。そのため，使用後の処理は「スポルディングの分類」（p63参照）に従います。具体的には，爪周囲に創傷がなく健常な状態であれば爪切りはノンクリティカル器具として利用できるので洗浄で十分な対応となります。しかし，爪の周囲に創傷などがあれば爪切りがそこに接する可能性があるのでクリティカル器具として取り扱うことになり，滅菌が必要となります。一方，使用した爪切りに血液が付着した場合には環境表面に血液が付着したものと同様に取り扱えばよいので，洗浄後に次亜塩素酸ナトリウムにて消毒することになります。在宅での爪切りは日常的な使用でよいですが，使用後は水洗いをして乾燥させればよいです。

生活器具❷

Question 66

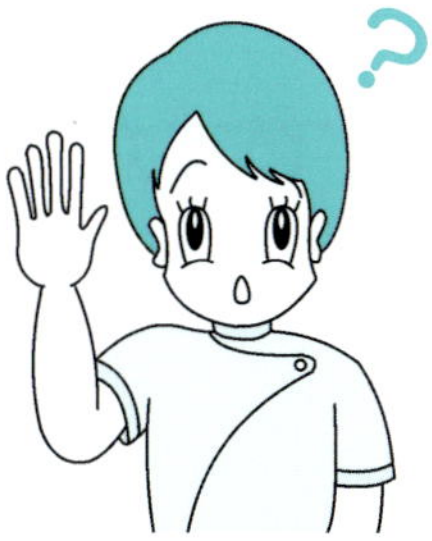

シェイバーでひげ剃りをした後のひげやシェイバーはどのように片づければよいですか？

ケア環境別	ズバリ！ここが感染対策のポイント
（高度）急性期病院	ひげを取り除き，シェイバーが洗浄できれば水などで洗い流して乾燥させてください。手袋の装着は必要ありません。
回復期・慢性期病院	同上。
在宅	同上。

Answer

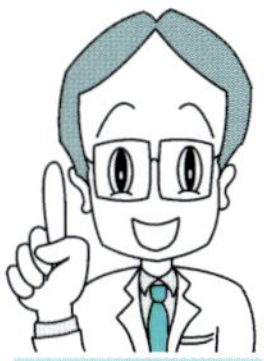

解説

シェイバーでひげ剃りする場合の対応は日常的な生活でのひげ剃りと同様です。ひげは一般的なゴミとして廃棄しますが，手袋を装着する必要はありません。しかし，ひげの生えている部位に創傷があり，その部分のひげ剃りをすることによって手が血液で汚染される可能性があるならば手袋は必要です。

シェイバーは健常皮膚に接触する器具であるため，スポルディングの分類(p63参照)ではノンクリティカル器具となります[1)]。従って，使用したシェイバーは洗浄で十分です。しかし，シェイバーは構造が複雑であり，十分な洗浄ができません。そのため，患者間で共用しないように，個人のシェイバーを用います。シェイバーには患者の皮膚の常在菌（黄色ブドウ球菌など）が付着しているので，共用することによって，病原体が患者から患者に移動するからです。

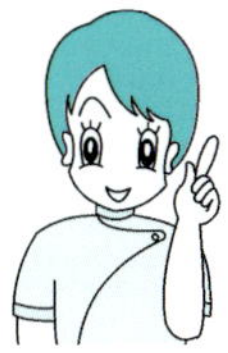

●文献

1）CDC. Guideline for disinfection and sterilization in healthcare facilities. http://www.cdc.gov/hicpac/pdf/guidelines/Disinfection_Nov_2008.pdf

V 生活器具・環境

環境❶

Question 67

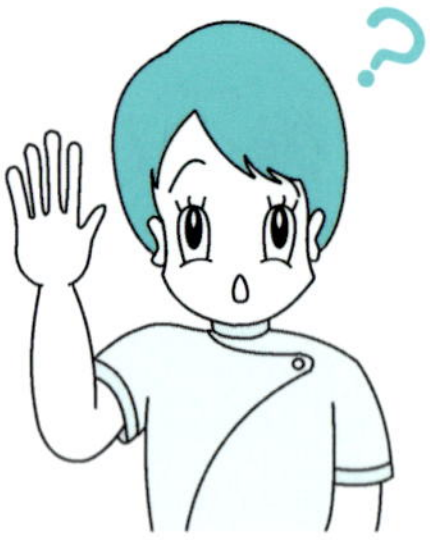

病室のカーテンの消毒は必要ですか？

ケア環境別	ズバリ！ここが感染対策のポイント
（高度）急性期病院 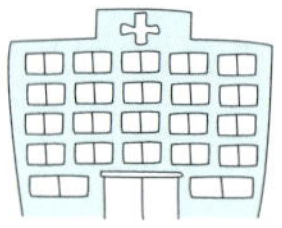	消毒は必要ありません。定期的（1年に1～2回程度）に洗濯を行うことで十分です。肉眼的に汚れていれば交換します。
回復期・慢性期病院 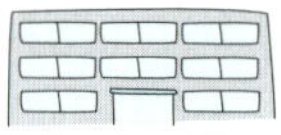	同上。
在宅 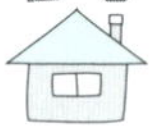	同上。

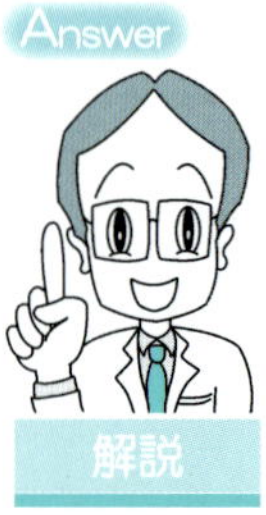

CDCは環境表面を２つに分けました。「**手指の高頻度接触表面**」と「**手指の低頻度接触表面**」です。前者にはドアノブ，ベッド柵，電灯のスイッチなどがあり，後者には床や天井などがあります。「手指の高頻度接触表面」には多くの人々が触れるので様々な病原体が付着している可能性があります。そのため，環境清掃する場合には「手指の高頻度接触表面」に重点をおき，「手指の低頻度接触表面」についてはマンパワーやコストを費やさないようにします。「手指の低頻度接触表面」はさらに２つに分けられ，水平表面（窓敷居，ハードフロアの表面）と垂直表面（壁，ブラインド，窓のカーテン）となります。前者では，定期的な掃除，汚染時の掃除，患者退院時の掃除を実施します。後者では肉眼的に汚染を確認したときの清掃となります。従って，窓のカーテンは汚染を肉眼的に確認したときのみの洗濯となります。

患者ベッドの近くに設置されているプライバシーカーテンも同様

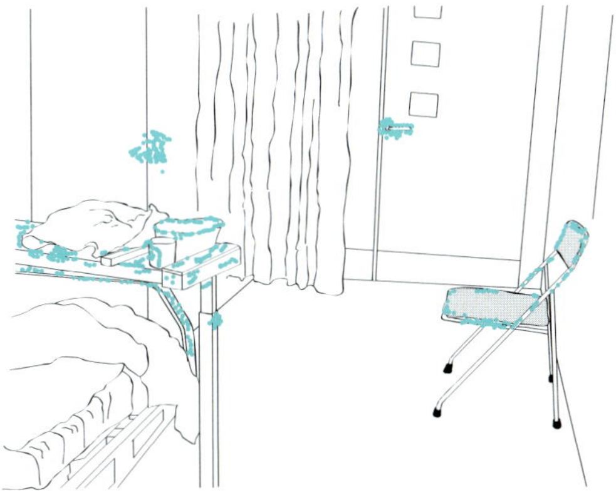

手指の高頻度接触表面
ドアノブ，ベッド柵，椅子，電気スイッチなど
手指の低頻度接触表面
水平表面；天井，床など
垂直行面；壁，カーテン，ブラインドなど

手指の高頻度接触表面

です。CDCはノロウイルス胃腸炎のアウトブレイクのときには,「プライバシーカーテンは肉眼的に汚れたときおよび患者が退院もしくは移動したときに交換する」と勧告しています[1)]。すなわち，プライバシーカーテンを日常的に頻回に洗濯する必要はないのです。しかし，プライバシーカーテンは患者，医療従事者，面会者が触れるところであるので,そこに触れたあとの手指衛生は強化すべきです。

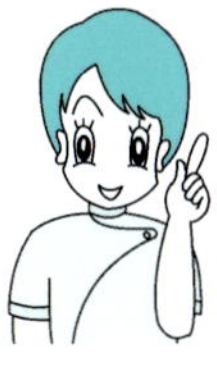

●文献
1）CDC. Guideline for the prevention and control of norovirus gastroenteritis outbreak in healthcare settings. http://www.cdc.gov/hicpac/pdf/norovirus/Norovirus-Guideline-2011.pdf

環境❷

Question 68

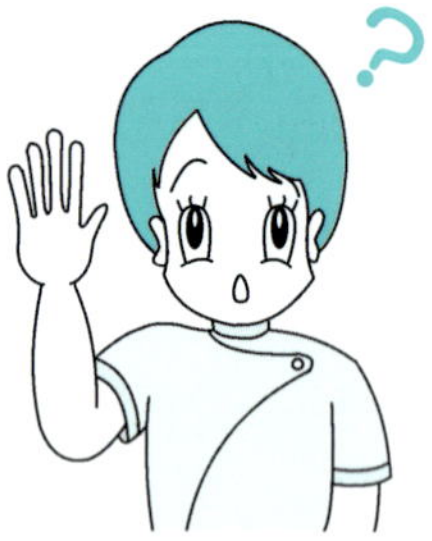

感染症患者が共有のトイレを利用する場合，どこまで消毒したらよいですか？

ケア環境別	ズバリ！ここが感染対策のポイント
（高度）急性期病院	感染症患者とひとくくりにせず，「何の感染症か？」「その感染症の感染経路は何か？」を確認する必要があります。共有トイレに入った場合に便座などを消毒したほうが良い状況としてはノロウイルス胃腸炎を疑う患者が便座を汚染した場合などがあげられます。
回復期・慢性期病院	同上。
在宅	該当なし。

Answer

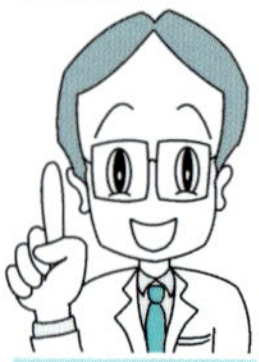

解説

共有トイレは多くの人々が利用するので，様々な病原体によって汚染されています。そのため，多くの人々に病原体を曝露させる可能性があります。共有トイレの適切な対応は感染対策において重要なことであり，日頃から清掃を十分に行うことが大切です。この場合，トイレの便座のみではなく，トイレ内の手すりやドアノブなど「手指の高頻度接触表面」に特に注意を払って清掃します[1)]。

日常的には環境表面は家庭用洗浄剤を用いて清掃します。環境表面を消毒する状況というのは一般的な清掃では不十分な病原体，すなわち，感染力が強い病原体に感染した人が利用した場合です。その代表がノロウイルス胃腸炎の患者です。**ノロウイルス**はごく少量のウイルスでも感染を成立させることができます。従って，特に「手指の高頻度接触表面」にウイルスが残存することは避けなければなりません。そのために次亜塩素酸ナトリウムによる環境消毒が必要となります。次亜塩素酸ナトリウムは環境表面のノロウイルスを消

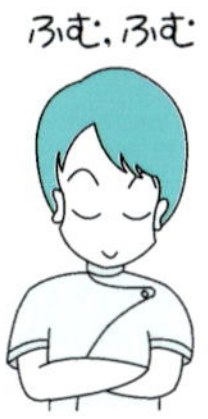

毒するために広く推奨されており，その効果は十分に証明されています。ノロウイルスに汚染している可能性のある環境表面については，硬い小穴の少ない表面であれば，1,000 ～ 5,000ppm（0.1 ～ 0.5%）の濃度がよいとされています[2)]。ただし，消毒前には糞便などの有機物を除くために汚染表面を洗浄しておかなければなりません。

クロストリジウム・ディフィシルによる偽膜性大腸炎に罹患した人が共有トイレを利用した場合も同様に消毒をしなければなりません。クロストリジウム・ディフィシルは芽胞を形成するのですが，芽胞は何ヵ月も何年も環境に生存できるので，次亜塩素酸ナトリウムにて殺菌しなければ環境表面が長期間感染源になりえます。次亜塩素酸ナトリウムは 1,000 ～ 5,000 ppm（0.1 ～ 0.5%）の範囲内で用いられますが，高い塩素濃度のほうが低い濃度よりも殺芽胞性があります。しかし，表面の腐食性，臭いに関する苦情，過敏性といった不利益とのバランスを考慮しなければなりません。少なくとも 1,000 ppm（0.1%）の塩素濃度が必要ですが，理想的には 5,000 ppm（0.5%）が望ましいといえます[3)]。

ノロウイルス胃腸炎およびクロストリジウム・ディフィシル感染症の患者の他には血液が便座に付着した場合にも次亜塩素酸ナトリウムによる消毒が必要です。この場合，少量の血液であれば，500ppm（0.05%），大量であれば 5,000ppm（0.5%）程度の濃度を用いることになります[1)]。

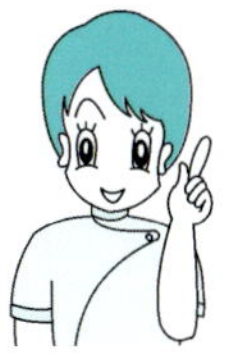

●文献
1）CDC. Guidelines for environmental infection control in health-care facilities. http://www.cdc.gov/mmwr/preview/mmwrhtml/rr5210a1.htm
2）CDC. Updated norovirus outbreak management and disease prevention guidelines. http://www.cdc.gov/mmwr/pdf/rr/rr6003.pdf
3）Clinical Practice Guidelines for *Clostridium difficile* infection in adults: 2010 Update by the Society for Healthcare Epidemiology of America（SHEA）and the Infectious Diseases Society of America（IDSA）. Infect Control Hosp Epidemiol 2010; 31, 431-455. http://www.cdc.gov/HAI/pdfs/cdiff/Cohen-IDSA-SHEA-CDI-guidelines-2010.pdf

環境❸

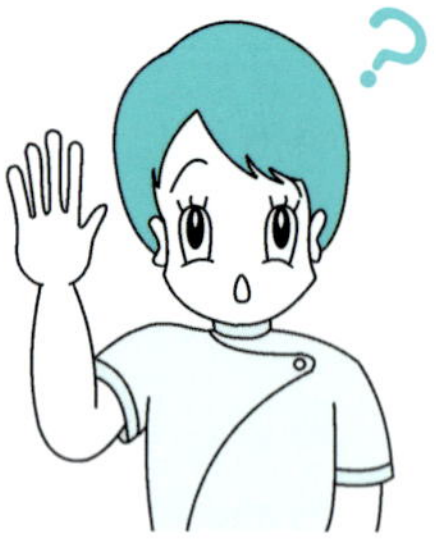

Question 69

便器・尿器・ポータブルトイレなどの排泄物容器はどのように洗浄したらよいですか？またその排泄物容器は共有（使い回し）してもよいですか？

ケア環境別	ズバリ！ここが感染対策のポイント
（高度）急性期病院	ベッドパンウォッシャーを用いての洗浄であれば，高熱による洗浄・消毒が行われます。この場合，洗浄・消毒された排泄物容器は共有しても構いません。
回復期・慢性期病院	ベッドパンウォッシャーがない場合，以下のような洗浄方法もあります。 ①トイレブラシで水と洗剤を使い容器を洗い流してから，1,000ppm（0.1%）の次亜塩素酸ナトリウムに30分程度浸漬させます。この場合，容器の共有はできます。 ②排泄物容器にテープなどで患者の名前を貼って，患者専用にします。使用後は，トイレブラシで水と洗剤を使い容器を洗い流します。消毒は1週間に1回1時間程度，1,000ppm（0.1%）の次亜塩素酸ナトリウムに浸漬させます。この場合は容器の共有ができません。
在宅	使用者は1人ですので，使用後は，トイレブラシで水と洗剤を使い，洗い流します。消毒は可能であれば毎回，もしくは定期的に行います。

Answer

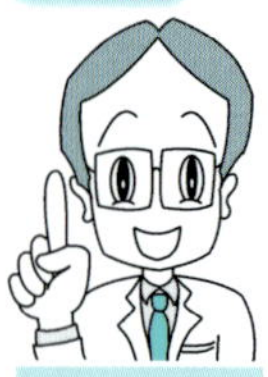

解説

便器・尿器・ポータブルトイレなどの排泄物容器はノンクリティカル（スポルディングの分類，p63参照）に分類されるので，洗浄にて対応することになります。基本的には**ベッドパンウォッシャー**を用いて洗浄すれば，排泄物容器を他の患者に利用できます。施設にベッドパンウォッシャーがない場合やベッドパンウォッシャーで処理できない場合には次亜塩素酸ナトリウムによる消毒を行います。この場合にはトイレブラシで水と洗剤を使い，洗い流したあとに次亜塩

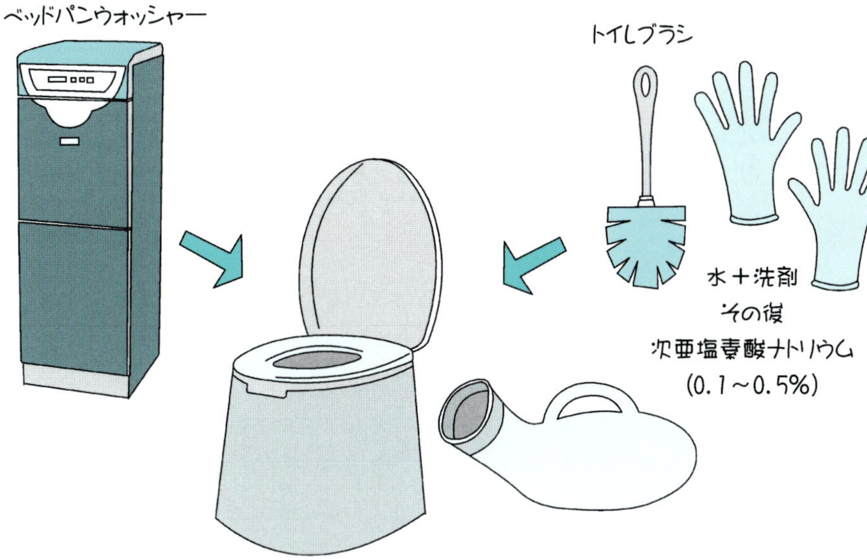

素酸ナトリウムに浸漬することになります。CDC はノロウイルスについて 1,000 ～ 5,000ppm（0.1 ～ 0.5%）の次亜塩素酸ナトリウムを推奨しています[1]。そして，大量血液が付着した場合には洗浄後に 5,000ppm（0.5%），少量血液の場合には 500ppm（0.05%）を推奨しています[2]。結局，日常的には 1,000ppm（0.1%）の次亜塩素酸ナトリウムに排泄物容器を漬けることになります。このような処理をすれば同じ容器を複数の患者に利用できますが，使用後の消毒がなされなければ患者専用とします。在宅では使用者は 1 人ですので，使用後は，トイレブラシで水と洗剤を使い，洗い流します。消毒は可能であれば毎回，もしくは定期的に行います。

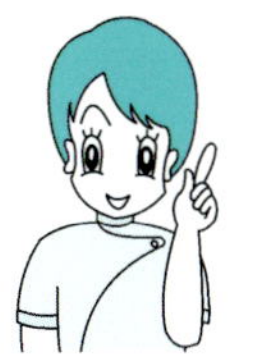

●文献
1）CDC. Updated norovirus outbreak nanagement and disease prevention guidelines. http://www.cdc.gov/mmwr/pdf/rr/rr6003.pdf
2）CDC. Guidelines for environmental infection control in health-care facilities. http://www.cdc.gov/hicpac/pdf/guidelines/eic_in_HCF_03.pdf

環境❹

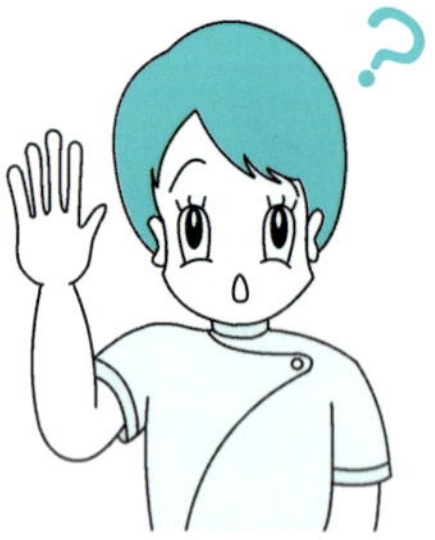

Question 70

吸引びんやポータブルトイレのバケツなどは消毒しなくてよいですか？

ケア環境別	ズバリ！ここが感染対策のポイント
（高度）急性期病院	容器の特性から考えると，ノンクリティカルに分類されるので，効果的に洗浄がされていれば消毒は必要ありません。この場合，ベッドパンウォッシャーを用いることがほとんどです。
回復期・慢性期病院	ベッドパンウォッシャーが設置されていなければ，ヒトが洗浄することになります。この場合，洗浄が不十分になる可能性があることから，次亜塩素酸ナトリウムでの消毒が必要な場合があります。
在宅	洗浄で十分ですが，消臭のために次亜塩素酸ナトリウムを用いることがあります。

Answer

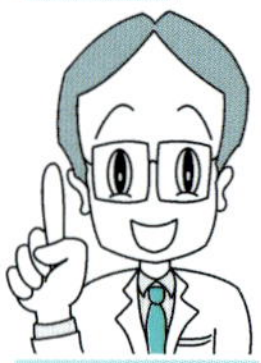

解説

ポータブルトイレのバケツや吸引びんなどはスポルディングの分類（p63 参照）ではノンクリティカルなので洗浄で十分です。（高度）急性期病院ではベッドパンウォッシャーが設置されているので，これで処理すれば十分です。回復期・慢性期病院ではベッドパンウォッシャーが設置されていないことがあります。この場合には家庭用洗浄剤を用いて手で洗浄することになります。在宅では家族が処理しますが，この場合には家庭用洗浄剤を用います。臭いの問題があるようならば次亜塩素酸ナトリウムを用いて消臭します。

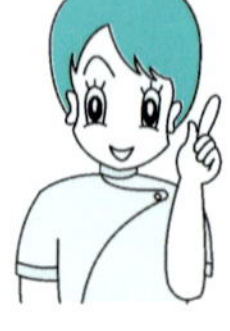

環境❺

Question 71

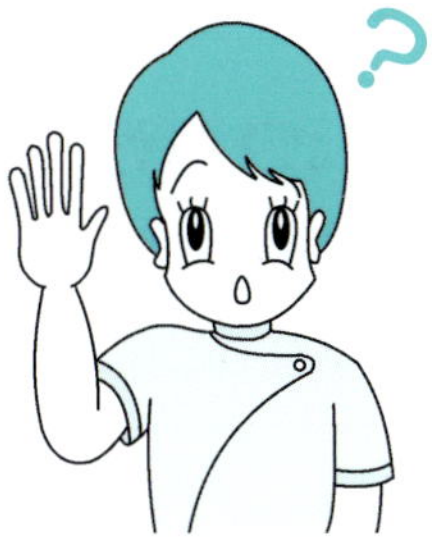

キッチンハイター®でノロウイルスや血液の清拭をしていますが，それでよいですか？

ケア環境別	ズバリ！ここが感染対策のポイント
（高度）急性期病院	医薬品の次亜塩素酸ナトリウム（次亜塩 1%液「ヨシダ」®，ピューラックス®など）を用います。
回復期・慢性期病院	同上。
在宅	雑品の次亜塩素酸ナトリウム（キッチンハイター®など）を用いてかまいません。

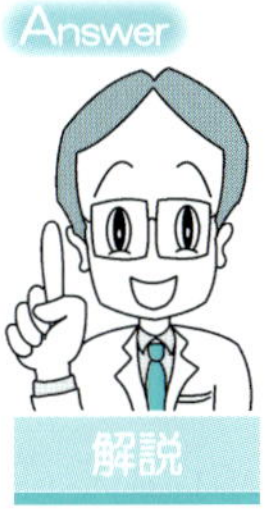

次亜塩素酸ナトリウムには医薬品（次亜塩 1%液「ヨシダ」®，ピューラックス®など）や雑品（キッチンハイター®など）があります。医薬品は薬事法によって次亜塩素酸ナトリウム製剤の濃度が明示されており，吸入器などの医療器具の消毒に用いられています。雑品の次亜塩素酸ナトリウムには濃度表示はありませんが，５%程度がほとんどです。食器やまな板などの台所用品の除菌・漂白，野菜や果物などの殺菌に用いられます。

治療に用いられる医療器具の消毒では次亜塩素酸ナトリウムの濃度が適切である必要があるので，医薬品を用いなければなりません。血液やノロウイルスの処理などに用いる場合も 1,000 ～ 5,000ppm（0.1 ～ 0.5%）の濃度が必要であることから，（高度）急性期病院や回復期・慢性期病院では院内感染対策として，濃度が明示されている製剤を用いるのが望ましいと言えます。在宅では雑品の次亜塩素酸ナトリウム（キッチンハイター®など）を 5% 程度の濃度とし，それを希釈して用います。

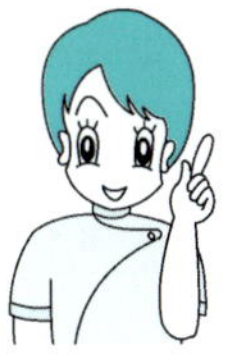

環境❻

Question 72

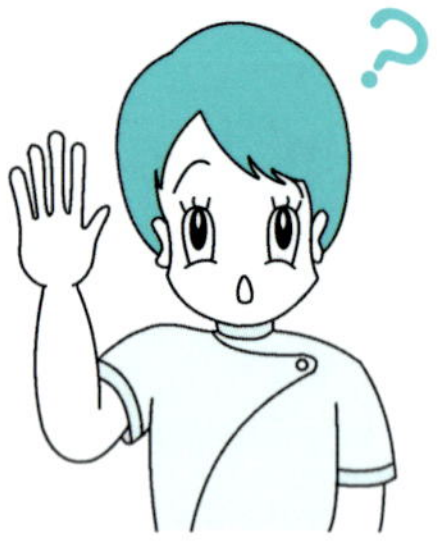

環境消毒や洗濯に次亜塩素酸ナトリウムを用いることがありますが，その濃度は書籍やガイドラインによって異なります。本当に必要な濃度は何 ppm（%）ですか？

ケア環境別	ズバリ！ここが感染対策のポイント
（高度）急性期病院	環境消毒では 1,000 ～ 5,000ppm（0.1 ～ 0.5%），衣類洗濯では 200 ～ 250ppm（0.02 ～ 0.025%）程度を用います。
回復期・慢性期病院	同上。
在宅	同上。

Answer

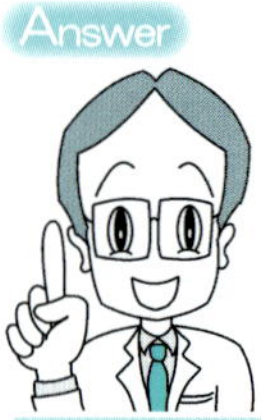

解説

環境の消毒や洗濯において，次亜塩素酸ナトリウムが用いられることがありますが，その濃度は書籍やガイドラインで一定していません。ここで整理するので参考にしてください。

次亜塩素酸ナトリウムは有機物が存在しなければ強い殺菌効果を示します。マイコプラズマは 25ppm，栄養型細菌は 5ppm 未満で殺菌できます。10^6 ～ 10^7 個の黄色ブドウ球菌，サルモネラ・コレラスイス，緑膿菌は 100ppm（10 分未満）で殺菌します。200ppm（10 分）で 25 種類のウイルスが不活化できたとする報告もあります。カンジダは 500ppm（30 秒）で殺菌されます。バチルス・アトロファエウスの芽胞は 100ppm で 99.9% 以上を 5 分以内で殺菌できます[1]。有機物が全くない状況であれば，このような低濃度の次亜塩素酸ナトリウムでも殺菌効果が期待できます。ただし，結核菌を殺菌するには 1,000ppm，10^6 個のクロストリジウム・ディフィシルの芽胞は 5,000 ppm（10 分未満）の濃度が必要です[1]。

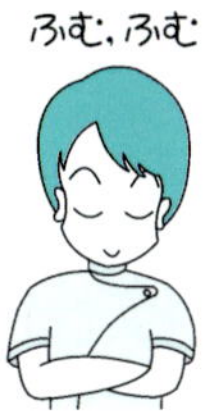

臨床現場では有機物が全くないということはありません。血液や下痢便などの有機物が付着している状況での消毒になります。次亜塩素酸ナトリウムは有機物で失活するので，その失活の割合を見込んで高濃度の溶液を用いることになります。CDC は血液が床などに大量にこぼれ落ちたときには 5,000ppm（0.5%），少量の場合は 500ppm（0.05%）溶液を用いるように勧告しています。クロイツフェルト - ヤコブ病の患者の中枢神経系組織や脳脊髄液で汚染された環境表面の消毒では 20,000 ppm（2%）以上の濃度の溶液を 1 ～ 2 時間接触させることになっています[2)]。ノロウイルス対策での環境消毒では 1,000 ～ 5,000ppm（0.1 ～ 0.5%）の溶液を作成して 24 時間以内に使用しますが，濃度を 2 倍（2,000 ～ 10,000ppm）にすれば 30 日以内に使用すればよいとしています[3)]。

厚労省はノロウイルスに汚染した衣類などに用いる次亜塩素酸ナトリウムの濃度を比較的低濃度で提示しています。医療機関がノロウイルスなどによる感染の危険性のあるリネンを外部委託するならば，消毒してから搬出しなければなりません。この場合は 250ppm（0.025%）溶液に 30℃で 5 分間浸すこととなっています[4)]。一般家庭でノロウイルスに汚染した衣類などを洗濯する場合には洗剤を入れた水の中で静かにもみ洗いしてから，約 200ppm（0.02%）の次亜塩素酸ナトリウムに 5 分間漬け置きすることとしています[5)]。このような濃度で次亜塩素酸ナトリウムを使用する場合には有機物を十分に洗い流してから用いることが大切です。

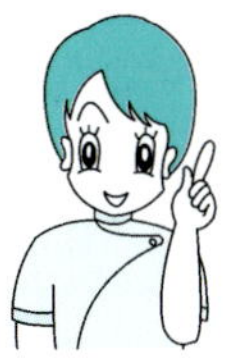

● 文献

1）CDC. Guideline for disinfection and sterilization in healthcare facilities. http://www.cdc.gov/hicpac/pdf/guidelines/Disinfection_Nov_2008.pdf

2）CDC.Guidelines for environmental infection control in health-care facilities. http://www.cdc.gov/hicpac/pdf/guidelines/eic_in_HCF_03.pdf

3）CDC. Updated norovirus outbreak management and disease prevention guidelines. http://www.cdc.gov/mmwr/pdf/rr/rr6003.pdf

4）厚生労働省　病院，診療所等の業務委託について．厚生省［平成 5 年 2 月 15 日　指第 14 号］厚生労働省［平成 19 年 3 月 30 日　医政経発第 0330001 号］一部改正

5）厚生労働省：ノロウイルスに関する Q&A．http://www.mhlw.go.jp/topics/syokuchu/kanren/yobou/040204-1.html

環境❼

Question 73

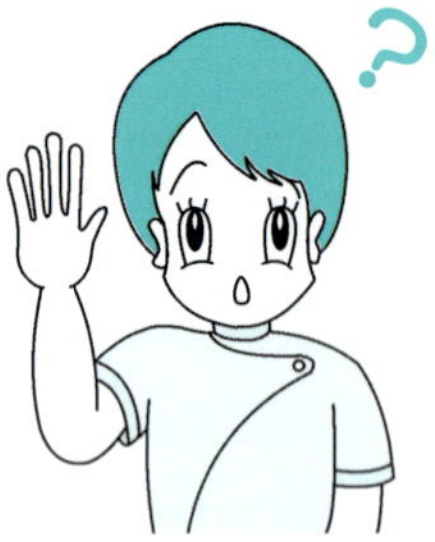

MRSA，緑膿菌，ESBL 産生菌が検出されている患者の病室（ベッド柵や床頭台等）の環境整備にはどのような消毒薬を使用したらよいですか？

ケア環境別	ズバリ！ここが感染対策のポイント
（高度）急性期病院	環境整備は住居用洗浄剤（マイペット®など）による通常の清掃でも問題はありません。「手指の高頻度接触表面（ベッド柵や床頭台等）」についてはベンザルコニウム塩化物のような低水準消毒薬を用いた消毒をしても構いません。
回復期・慢性期病院	同上。
在宅	住居用洗浄剤で清掃してください。

Answer

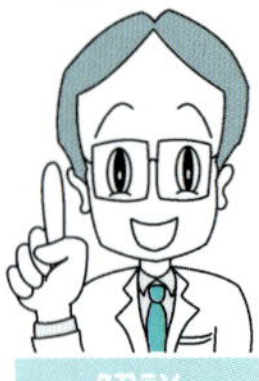

解説

環境表面はスポルディングの分類（p63 参照）ではノンクリティカルなので基本的には洗浄します[1]。しかし，耐性菌（多剤耐性緑膿菌やバンコマイシン耐性腸球菌など）に感染している患者の病室の環境表面は消毒することがあります。この場合，ベンザルコニウム塩化物などの低水準消毒薬を用います。

耐性菌に感染している患者の病室の清掃において消毒薬を用いる理由の一つにバケツ内の水の汚染があります。病室の清掃を行うときにはバケツの洗剤液とモップを用いますが，バケツに入っているのが水と洗浄剤のみの場合にはモップを使い続けていると，バケツの中に持ち込まれた耐性菌が増加してきます。そのようなモップを用いて清掃すれば耐性菌を環境表面に塗り付けることになってしまいます。しかし，消毒薬がバケツに入っていれば細菌数の増加はなく，モップによる環境表面の汚染はなくなります[1]。

（高度）急性期病院であっても環境表面を必ずしも消毒する必要

はありませんが，耐性菌対策として「手指の高頻度接触表面」については低水準消毒することがあります。在宅では家庭用洗浄剤を用いた清掃で十分です。

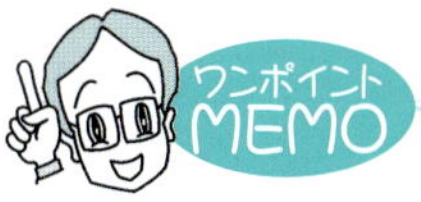

消毒薬にはどのようなものがあるか？

消毒は高水準消毒，中水準消毒，低水準消毒の３つに分類されます。「高水準消毒薬」は強力な化学薬品であり，グルタラール（ステリハイド®），フタラール（ディスオーパ®），過酢酸（アセサイド®）があります。この消毒薬は医療器具に用いるのであって病室などの環境表面には使用できません。「中水準消毒薬」は細菌芽胞は殺菌できませんが，ウシ型結核菌（註：日常見られる微生物よりも化学殺菌薬にかなり耐性）を不活化します。中水準消毒薬には次亜塩素酸ナトリウム（ピューラックス®），エタノール，ポビドンヨード（イソジン®）があります。「低水準消毒薬」はほとんどの細菌，数種の真菌，数種のウイルスを不活化する消毒薬です。この消毒薬にはクロルヘキシジングルコン酸塩（ヒビテン®），ベンザルコニウム塩化物（オスバン®）があります。

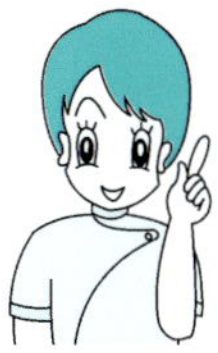

●文献
1）CDC. Guideline for disinfection and sterilization in healthcare facilities. http://www.cdc.gov/hicpac/pdf/guidelines/Disinfection_Nov_2008.pdf

コラム

ESBL

ESBL は「基質特異性拡張型 β ラクタマーゼ（extended-spectrum β -lactamase）」の略語です。ESBL 産生遺伝子を獲得した細菌は様々な抗菌薬（ほとんどのペニシリン系やセファロスポリン系など）に耐性となり，治療効果が期待できる抗菌薬はカルバペネム系薬のみとなっています。これまで ESBL 産生菌には肺炎桿菌や大腸菌が多かったのですが，最近はプロテウス・ミラビリスやセラチア・マルセッセンスなど多菌種に広がっています。

Ⅵ. その他

血液・体液曝露

ワクチン

血液・体液曝露❶

Question 74

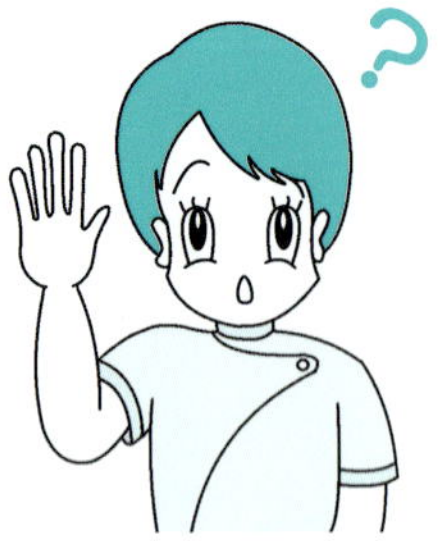

患者に使用した注射針を指などに刺した場合「心臓より高くして，血液を絞りだすとよい」というのは本当ですか？

ケア環境別	ズバリ！ここが感染対策のポイント
(高度)急性期病院	そのような対応は必要ありません。絞り出しには効果はありません。針刺しした部分は石鹸と流水で洗い流します。粘膜は水で洗浄します。
回復期・慢性期病院	同上。
在宅	同上。

Answer

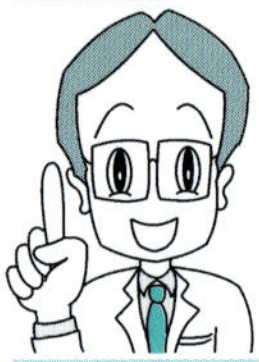

解説

外傷を受けた場合，患部をできるだけ高く保ち，心臓より高くすると腫れにくく出血も少ないことが知られています[1)]。しかし，針刺しのように微細な外傷では必ずしもこのような対応は必要ありません。創部から液を絞り出すことが血液媒介病原体に感染する危険性を減らすというエビデンスもありません[2)]。針刺しの直後は創部を石鹸と水にて洗い流すことが大切なのです。例えば，ヒト免疫不全ウイルス（HIV：human immunodeficiency virus）の針刺しでは抗 HIV 薬を一刻も早く服用しなければなりません。この場合，感染の予防効果に疑問のある絞り出しに時間を費やしたり，患部をできるだけ高く保つことに専念したりするのではなく，曝露を迅速に評価して抗 HIV 薬を早急に入手するという行動を優先することが大切なのです。

曝露の評価

- 針刺しした時間
- 針の種類：金属針・翼状針・縫合針・その他の針
- 針の太さ
- 刺した深さ
- 手袋装着の有無
- 出血の有無
- 患者（曝露源）の状況（HBV，HCV，HIV の感染の有無を含む）

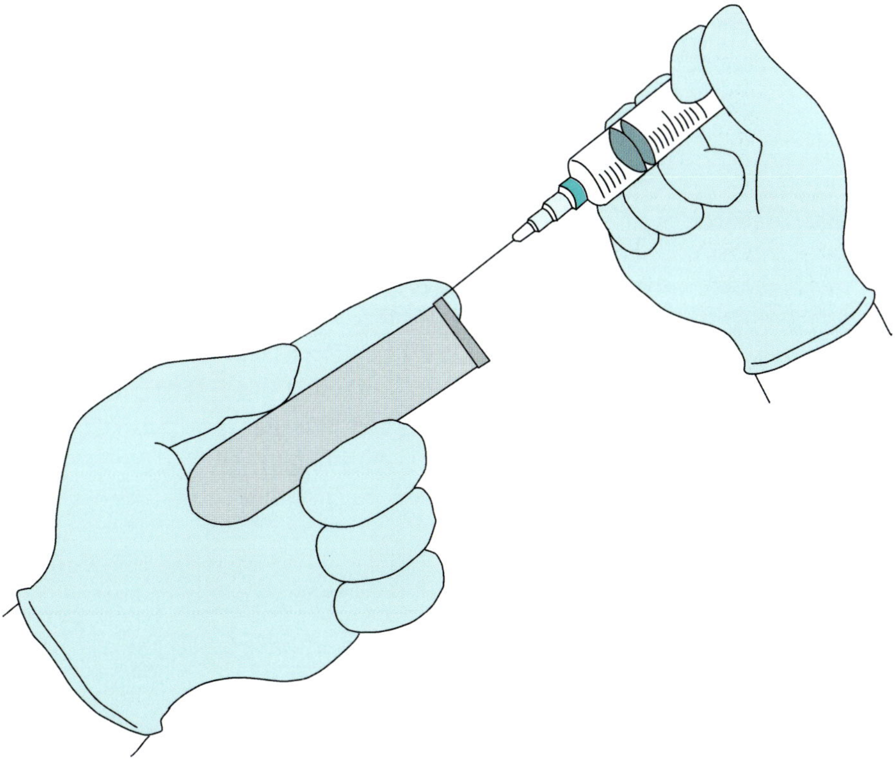

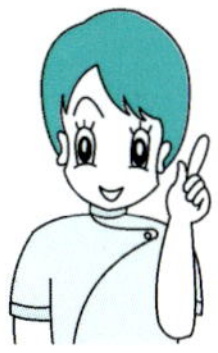

●文献

1）日本手外科学会．手や腕の怪我に関する処置の基本と Q&A.　http://www.jssh.or.jp/ippan/shochi/index.html

2）CDC.Guidelines for the management of occupational exposures to HBV, HCV, and HIV and Recommendations for postexposure prophylaxis.　http://www.cdc.gov/mmwr/PDF/rr/rr5011.pdf

血液・体液曝露❷

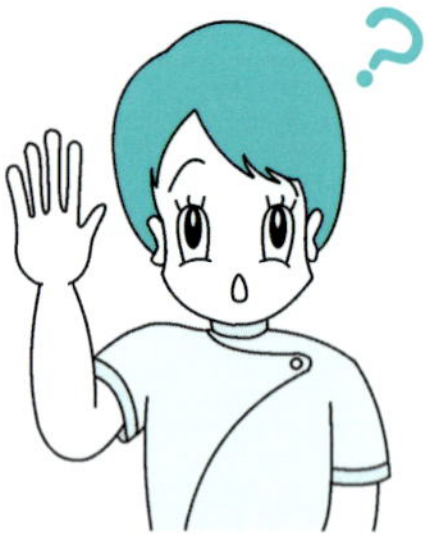

Question 75

患者の血液が付着した注射針で針刺しし，創部を石鹸と流水にて洗い流しました。今後はどうすればよいですか？

ケア環境別	ズバリ！ここが感染対策のポイント
（高度）急性期病院 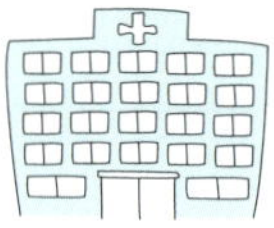	①曝露源（患者）の感染の有無（HBs 抗原，HCV 抗体，HIV 抗体）を確認します。 ②曝露者（医療従事者）の現在の感染の有無（HBs 抗原，HCV 抗体，HIV 抗体）および感受性（HBs 抗体）を確認します。 ③ HBV の針刺しの場合，曝露した職員の HBV ワクチンの既往および HBs 抗体価を考慮して，HBV ワクチンや B 型肝炎用グロブリン製剤を投与します。 ④ HCV の針刺しの場合，フォローアップのみとなります。 ⑤ HIV の針刺しの場合，曝露の程度を評価して，必要ならば抗 HIV 薬（エムトリシタビン + テノホビル + ラルテグラビル）を迅速に内服開始します。
回復期・慢性期病院 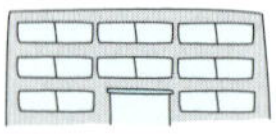	同上。
在宅 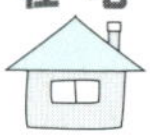	同上。

Answer

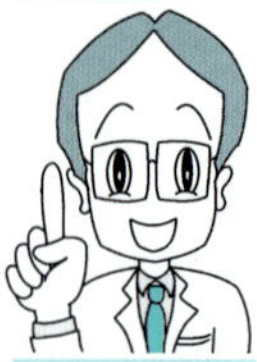

解説

針刺しした部分は石鹸と流水で洗い流します。粘膜は水で洗浄します。このような曝露直後の対応のあとには曝露源（患者）の感染の有無（HBs 抗原，HCV 抗体，HIV 抗体）および曝露者（医療従事者）の感染の有無（HBs 抗原，HCV 抗体，HIV 抗体）と感受性（HBs 抗体）について確認します。

HBV の針刺し後の対応は医療従事者の「HBV ワクチン接種の既往」と「HBs 抗体の有無」によって決まります。曝露源の患者が HBs 抗原陽性であっても，曝露者（医療従事者）が HBs 抗体を保持していれば感染する危険性がないので特に必要な対応はありません。しか

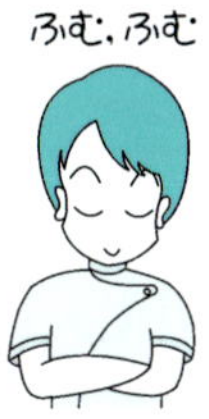

し，HBs抗体を持っていなければ，B型肝炎用グロブリン製剤（HBIG：hepatitis B immunogloburin）が必要となります。このとき，HBVワクチンの接種の既往が1コース（0-1-6ヵ月の3回接種）のみであれば，HBIGを曝露後24時間以内に投与するとともにHBVワクチン1コースを追加します。HBVワクチンの2コースの既往があれば，HBIGを曝露後24時間以内および1ヵ月後の2回投与します[1]（図21）。

曝露源の患者がHCV抗体陽性の場合，抗ウイルス薬や免疫グロブリン製剤の必要はありません。曝露後4～6週間後にHCV RNAを実施し，さらにHCV抗体およびALT（GPT）を曝露後4ヵ月および6ヵ月目に検査します[1]。

曝露源の患者がHIV感染者の場合，曝露の状況を考慮して「エムトリシタビン＋テノホビル＋ラルテグラビル」の3剤を4週間内服とします。そして，HIV検査（HIV抗体＋HIVp24抗原）を曝露当日，6週間後，4ヵ月後に実施します[2]。ただし，HIV＋HCVの合併感染の患者の針刺しによって曝露者（医療従事者）がHCVに感染したならば，HIVについては12ヵ月フォローアップします。

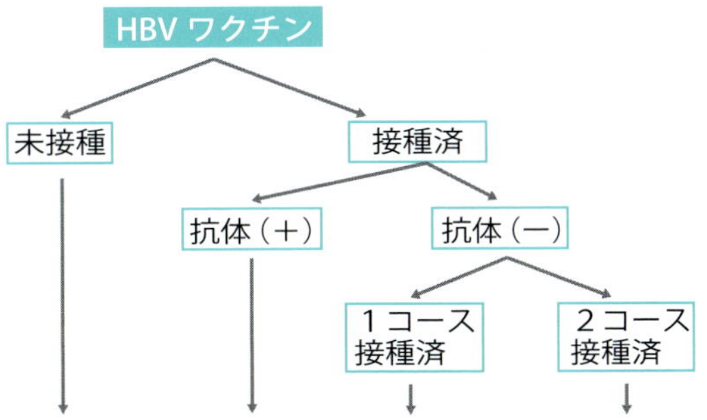

〔患者の状況〕	未接種	抗体（＋）	1コース接種済	2コース接種済
①HBs抗原陽性	HBIG×1 ＋HBVワクチン	予防不要	HBIG×1 ＋HBVワクチン	HBIG×2
②HBs抗原陰性	HBVワクチン	予防不要	予防不要	予防不要
③不明	HBVワクチン	予防不要	ハイリスクでは HBIG×1 ＋HBVワクチン	ハイリスクでは HBIG×2

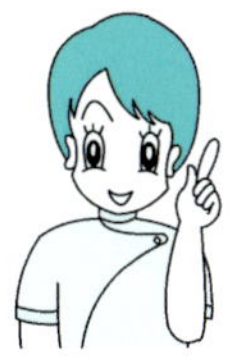

図21　針刺しとHBVワクチンの接種既往　HBIG：B型肝炎用免疫グロブリン　HBVワクチン：0-1-6ヵ月の3回接種

●文献

1）CDC.Guidelines for the management of occupational exposures to HBV, HCV, and HIV and Recommendations for postexposure prophylaxis. http://www.cdc.gov/mmwr/PDF/rr/rr5011.pdf
2）Updated US Public Health Service Guideline for the management of occupational exposures to human immunodeficiency virus and Recommendations for postexposure prophylaxis. Infect Control Hosp Epidemiol 2013; 34（9）: 875-892.

血液・体液曝露❸

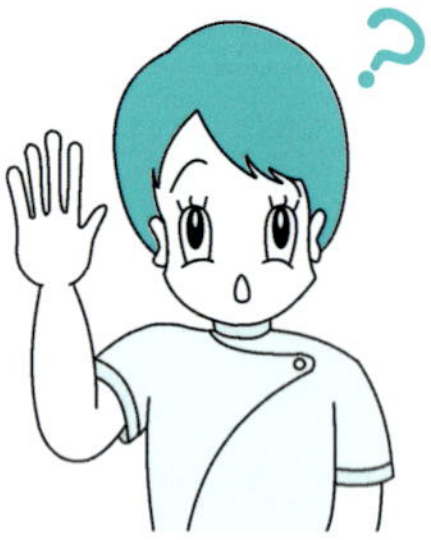

Question 76

患者に咬みつかれてしまい，出血してしまいました。患者の感染症の有無はわかりません。どうすればよいですか？

ケア環境別	ズバリ！ここが感染対策のポイント
（高度）急性期病院	出血がみられている場合は咬んだ人も咬まれた人も血液媒介病原体に曝露した可能性があるとして対応します。
回復期・慢性期病院	同上。
在宅	同上。

Answer

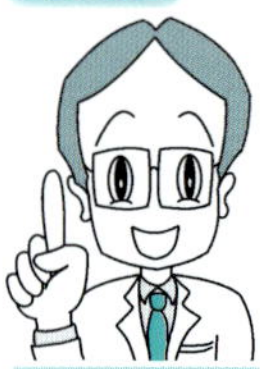

解説

ヒトの咬傷については，咬んだ人も咬まれた人も血液媒介病原体に曝露した可能性があります。頻度は少ないもののこの経路によるHBVまたはHIV感染が稀に報告されているので紹介します[1,2]。

HBV感染の事例

デイケアの小児におけるHBV感染の事例があります[1]。デイケアに通っている4歳の男児が急性B型肝炎を発症しました。そして，そのデイケアセンターにおいて，咬んだり引っ掻いたりするという行動をしていた子どもがHBVのキャリアであることが判明したのです。家族およびそのほかの接触者には感染源と考えられる人はおらず，そのセンターの他の人も感染していませんでした。このことから，咬傷によるHBV感染が疑われました。

HIV感染の事例

ヒトの咬傷によってHIVに感染する可能性についての調査がなされました[2]。HIV感染者に咬まれた13人を調査したところHIVには感染していませんでした。過去に咬傷によってHIV感染したと報告されているのはわずか2例だけです。血液汚染した唾液も汚染していない唾液もHIVを含んでいるので，ヒトの咬傷にはHIVが伝播する危険性は理論的にはあります。ヒトの咬傷によるHIVの伝播の危険性と針刺しによる危険性（0.3-0.5%）を比較したところ，針刺しのほうがヒトの咬傷よりも20倍も危険性が高いことが明らかになりました。

このような事例から，CDCは「咬傷によって出血がみられた場合，咬んだ人も咬まれた人も血液媒介病原体に曝露した可能性があるのでフォローアップが必要である」と勧告しています[3]。

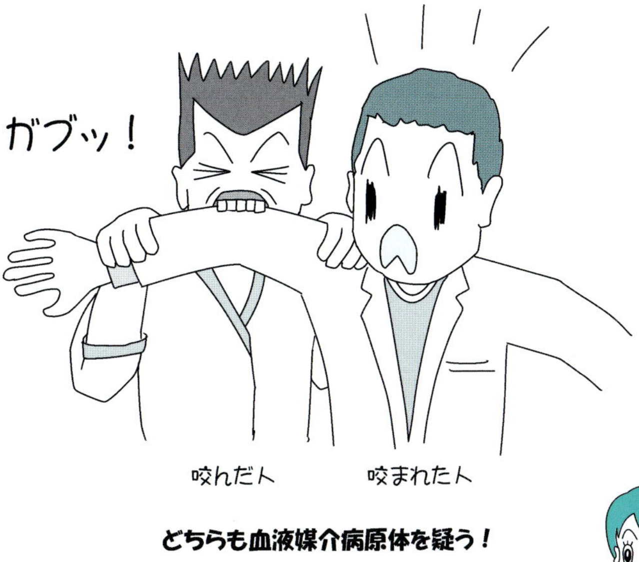
ガブッ！
咬んだ人
咬まれた人
どちらも血液媒介病原体を疑う！

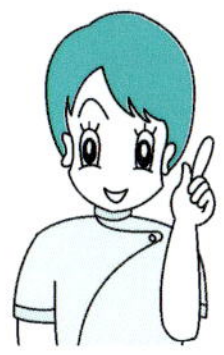

●文献

1）Shapiro CN, et al. Hepatitis B virus transmission between children in day care. Pediatr Infect Dis J 1989;8:870-5.

2）Richman KM, et al. The potential for transmission of human immunodeficiency virus through human bites. J Acquir Immune Defic Syndr 1993;6:402-6.

3）CDC. Guidelines for the management of occupational exposures to HBV, HCV, and HIV and Recommendations for postexposure prophylaxis. http://www.cdc.gov/mmwr/PDF/rr/rr5011.pdf

ワクチン❶

Question 77

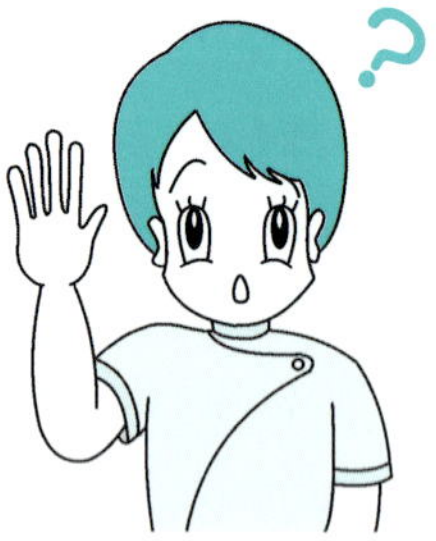

麻疹・風疹・耳下腺炎・水痘のうち，麻疹のみ抗体がなくワクチンを接種するようにいわれました。特に理由はないのですが，接種したくありません。接種しなくてもよいですか？

ケア環境別	ズバリ！ここが感染対策のポイント
（高度）急性期病院	この４疾患は「ワクチンで防げる病気（VPD：Vaccine Preventable Diseases）」でもあります。ワクチン後進国の日本においては，接種するように啓発すべきワクチンです。医療従事者として医療機関に勤務しているならば接種すべきです。
回復期・慢性期病院	同上。
在宅	在宅患者を感染症から守るために，是非とも接種します。

Answer

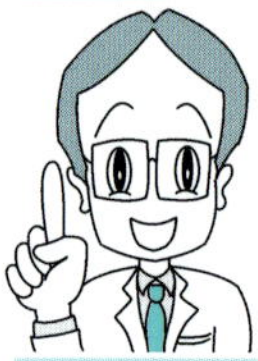

解説

まず，麻疹・風疹・耳下腺炎・水痘の感染力について解説します。感染力の指標として基礎再生産率（basic reproductive rate：R_0［アール・ゼロ］）があります。これは「1人の感染者が，誰も免疫を持たない集団に加わったとき，平均して何人に直接感染させるかという人数」です。R_0 が高ければ感染力が強く，小さければ弱いと考えます。R_0 が1以上のときは感染が広がり，1未満になると流行が終わるので，感染症を終息させるためには「$R_0 < 1$」となるように，ヒトの動きを制限して感染者との接触を減らしたり，ワクチンを接種して免疫を持つ人を増やしたりします。インフルエンザは感染力の強いことで知られていますが，その R_0 は 1.71 ～ 2.0 です[1,2]。これを他の感染症と比較すると，麻疹（R_0 ＝ 12 ～ 20）[3]，水痘（R_0 ＝ 10 ～ 12）[3]，ムンプス（R_0 ＝ 10 ～ 12）[3]，風疹（R_0 ＝ 7 ～ 8）[3] となり，これらの感染症のほうが格段に感染力が強いのです。特に，麻疹や水痘などのように R_0 が 10 を超える感染症では，人口の

90% 以上にワクチンを接種して免疫化しないと根絶できないことも知られています。

麻疹・風疹・耳下腺炎・水痘のような感染症は「ワクチンで防げる病気（VPD：Vaccine Preventable Diseases）」と言われており，ワクチン接種の啓発がなされています。また，麻疹は抵抗力の低下した人が感染すると重症化（脳炎，脱水，肺炎など）することがあります。従って，麻疹の抗体を保持していないにもかかわらず，ワクチンを接種したくないというのは適切な判断ではありません。感染対策上，是非とも接種すべきです。

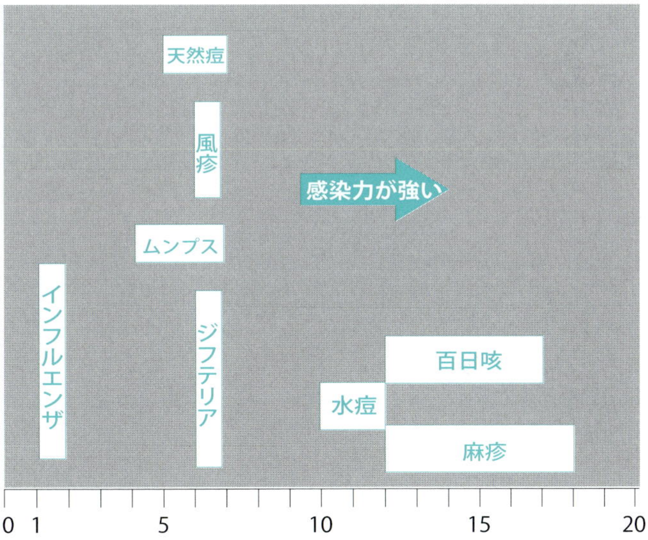

基礎再生産率

インフルエンザは感染力が強いことが知られているが，基礎再生産率から比較すると麻疹や百日咳のほうが感染力が強い。

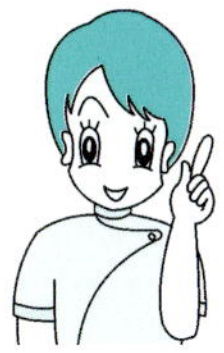

●文献

1）Wu JT. School closure and mitigation of pandemic（H1N1）2009, Hong Kong. http://www.cdc.gov/eid/content/16/3/pdfs/09-1216.pdf

2）Zimmer SM. Historical perspective - Emergence of influenza A（H1N1）viruses. N Engl J Med 2009;361:279-85

3）Tang JW, et al. Factors involved in the aerosol transmission if infection and control of ventilation in healthcare premises. J Hosp Infect 2006, 64, 100-114

ワクチン❷

Question 78

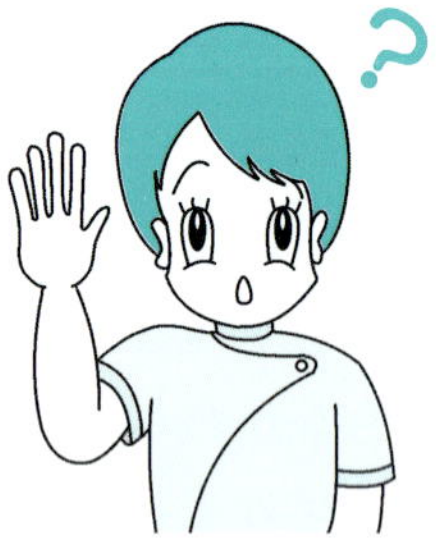

インフルエンザワクチンは，昨年接種したので，今年は接種しなくてもよいですか？

ケア環境別	ズバリ！ここが感染対策のポイント
（高度）急性期病院 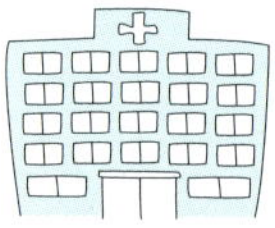	インフルエンザワクチンは毎年の接種が必要です。
回復期・慢性期病院 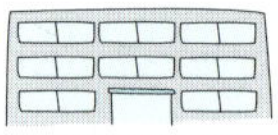	同上。
在宅 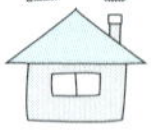	同上。

Answer

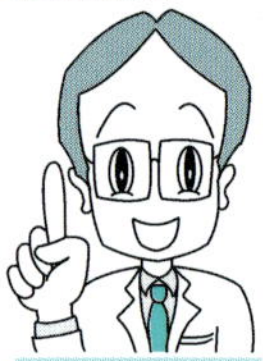

解説

　インフルエンザワクチンに含まれるウイルス株はWHOの予測流行株によって決定されるので毎年見直されています。そのため，昨年接種したワクチンと今年のワクチンの内容が異なっていることはよくあることです。また，ワクチンによって得られる抗体も数年間維持できるということはありません。臨床研究によると，ワクチンに含まれているウイルス株に抗原的に似ているインフルエンザウイルスに対する抵抗性は6～8ヵ月は持続することが示唆されていますが，若年成人にて実施された研究によると，ワクチン接種後の1年目はH1N1に対する免疫は75%減少し，2年目はH3N2が45%減少し，3年目にはH1N1が61%減少しました[1)]。抗インフルエンザ抗体のレベルを維持している人の割合を調査した研究によると，全年齢において接種1年以内にその割合は減少していました。また，65歳以上は若年健康成人と比較して，インフルエンザワクチンへの免疫反応が低下しているので，免疫期間が短期間であることが示唆されています[2,3]。このような様々な理由からインフルエンザワクチンは毎年接種する必要があります。

ワンポイントMEMO

H1N1，H3N2

A 型インフルエンザウイルスの表面にはヘマグルチニン（HA：haem-agglutinin）とノイラミニダーゼ（NA: neuraminidase）という糖タンパクが突き出ています。HA には 16 の亜型，NA には 9 の亜型があります。それぞれ 1 ～ 16，1 ～ 9 というように番号が付けられており，これらを組み合わせることによって H1N1，H3N2 などと表現されます。現在，A 型インフルエンザは H1N1 と H3N2 が流行しています。

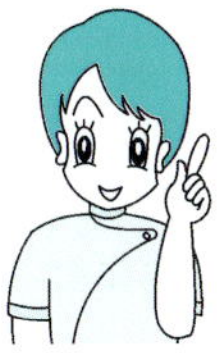

●文献
1）Couch RB, et al. Prevention of influenza virus infections by current inactivated influenza vaccines. In: Brown LE, Hampson AW, Webster RG, eds. Options for the control of influenza III. Amsterdam, Netherlands: Elsevier; 1996
2）McElhaney JE. The unmet need in the elderly: designing new influenza vaccines for older adults. Vaccine 2005;23 Suppl 1:S10–25.
3）Goodwin K, Viboud C, Simonsen L. Antibody response to influenza vaccination in the elderly: a quantitative review.Vaccine 2006;24:1159–69

コラム

破傷風

地震などの災害時には多くの外傷の人々が病院に受診します。彼らは土埃や泥などにまみれているため，診療した医療従事者もまた泥などに曝露することになります。さらに，病院内ではガラス片などが散っていて外傷を受けやすい事態となっています。このような状況は破傷風菌に曝露する危険性が高くなるので，破傷風トキソイドの接種が不可欠となります。過去にトキソイドの接種歴のない人は 3 回接種（0-1-6 ヵ月），接種歴のある人は 10 年以内に接種されていなければ 1 回接種が必要です。このような接種は災害時ではなく，平時からの接種が必要です。

ワクチン❸

Question 79

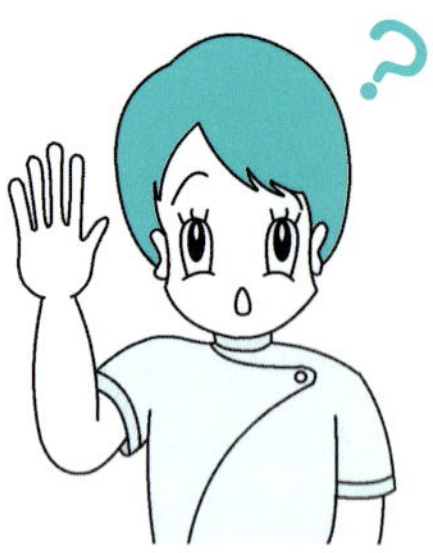

過去にHBs抗体があったのですが，抗体価が減少してしまい，現在は検査しても検出されなくなってしまいました。B型肝炎ワクチンを接種したほうがよいですか？

ケア環境別	ズバリ！ここが感染対策のポイント
(高度)急性期病院	一度，HBs抗体を獲得したならば追加接種は必要ありません。
回復期・慢性期病院	同上。
在宅	該当せず。

Answer

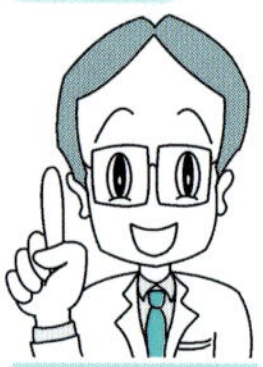

解説

HBVワクチンによってHBs抗体を獲得しても年月の経過とともに抗体価が低下していきます。これについて，ブースター接種が必要か否かについての議論がなされてきました。CDCは「HBVワクチン接種が完了した医療従事者は10 mIU/mL以上のHBs抗体を獲得すればB型肝炎に対する免疫があるとみなされる。正常免疫の人はHBVに対して長期の防御があるので，HBs抗体を評価するための以降の定期検査の必要はない」と勧告しています[1)]。

HBVワクチンにてHBs抗体を獲得した正常免疫の人は，22年以上にわたって，急性および慢性B型肝炎への防御能があることが明らかになっています。20年以上にわたって1,006人を監視した3件の研究が有用な情報を与えてくれています[2-4)]。まず，HBVの蔓延地域での2件の研究において，対象者513人(109人と404人)のうち新しく慢性HBV感染となったのは0.8%（0%と1.0%）でした[2,3)]。これらの人々は出産時に開始したHBVワクチンによって

HBs 抗体を獲得していたのです。HBV の中等度蔓延地域における研究では対象者 493 人（生後 6 ヵ月〜 50 歳以上でワクチンを接種された）が 20 年以上フォローアップされましたが，ワクチンに反応した人々では急性および慢性 HBV 感染はみられませんでした [4)]。

すなわち，HBV ワクチン接種によって，医療従事者が HBs 抗体を獲得したならば，年月とともに抗体価が低下しても，ブースター接種や HBs 抗体の検査の必要はないのです。

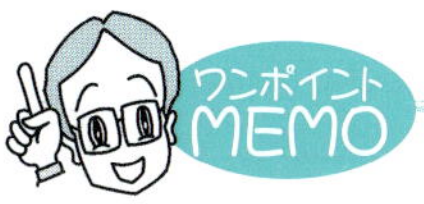

ブースター接種

ブースターは「追加免疫」と邦訳されます。自然感染もしくは予防接種によって抗体を獲得した人でも年月の推移とともに抗体価が低下します。そこで，ワクチンを接種するとその刺激によって抗体価が再び増加します。そのような効果を目的としてワクチンを接種することをブースター接種といいます。

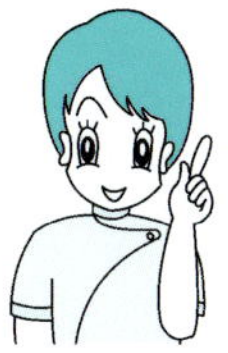

●文献

1）CDC. Guidance for evaluating health-care personnel for hepatitis B virus protection and for administering postexposure management. http://www.cdc.gov/mmwr/pdf/rr/rr6210.pdf

2）Poovorawan Y, et al. Evidence of protection against clinical and chronic hepatitis B infection 20 years after infant vaccination in a high endemicity region. J Viral Hepat 2011;18:369–75.

3）Zhu CL, et al. Presence of immune memory and immunity to hepatitis B virus in adults after neonatal hepatitis B vaccination. Vaccine 2011;29:7835–41.

4）McMahon BJ, et al. Antibody levels and protection after hepatitis B vaccine: results of a 22-year follow-up study and response to a booster dose. J Infect Dis 2009;200:1390–6.

付録

	感染症と病態	様式	期間
あ	アクチノミセス症	標準予防策	
	アスペルギルス症	標準予防策	
	圧迫潰瘍（褥瘡性潰瘍，圧迫痛），感染性 大きい病変 小さい病変または限局病変	 接触予防策 標準予防策	 罹患期間
	アデノウイルス感染症（⇒「胃腸炎」，「結膜炎」，「肺炎」を参照）		
	アメーバ症	標準予防策	
	RS ウイルス感染，幼児，年少小児，免疫不全成人	接触予防策	罹患期間
い	胃腸炎 アデノウイルス ウイルス性（他の箇所でカバーされていなければ） エルシニア・エンテロコリティカ キャンピロバクター属 クリプトスポリジウム属 クロストリジウム・ディフィシル コレラ サルモネラ属（チフス菌を含む） シゲラ属（細菌性赤痢） ジアルジア・ランブリア 大腸菌 腸管出血性 O157:H7 および志賀毒素産生株 その他の菌種 腸炎ビブリオ ノロウイルス ロタウイルス	 標準予防策 標準予防策 標準予防策 標準予防策 標準予防策 接触予防策 標準予防策 標準予防策 標準予防策 標準予防策 標準予防策 標準予防策 標準予防策 標準予防策 接触予防策	 罹患期間 罹患期間
	インフルエンザ ヒトインフルエンザ（季節性インフルエンザ） トリインフルエンザ（H5N1, H7, H9 株など） （http://www.cdc.gov/flu/avian/professional/infect-control.htm を参照） パンデミックインフルエンザ（ヒトインフルエンザも）	 飛沫予防策 飛沫予防策	 5 日間（免疫不全患者では延長） 発症から 5 日間
う	ウイルス性呼吸器疾患（他の箇所でカバーされない場合） 成人 幼児または年少小児（⇒「呼吸器感染症，急性」を参照）	 標準予防策	
	ウイルス性出血熱（ラッサ，エボラ，マールブルグ，クリミア - コンゴ熱ウイルスによる）	標準予防策 ＋飛沫予防策 ＋接触予防策	罹患期間
え	HIV 感染	標準予防策	
	エキノコックス症	標準予防策	
	エコーウイルス（⇒「腸管ウイルス感染」を参照）		
	壊死性腸炎	標準予防策	
	壊疽（ガス壊疽）	標準予防策	
	エプスタイン・バーウイルス感染（伝染性単核症を含む）	標準予防策	
	エボラウイルス出血熱（⇒「ウイルス性出血熱」を参照）		
	エルシニア胃腸炎（⇒「胃腸炎」を参照）		
お	オウム病（鳥類病）（オウム病クラミジア）	標準予防策	
か	回帰熱	標準予防策	
	疥癬	接触予防策	有効な治療開始後 24 時間まで
	回虫症	標準予防策	
	川崎病	標準予防策	

	感染症と病態	様式	期間
	肝炎，ウイルス性 A 型 おむつあるいは失禁状態 B 型（HBs 抗原陽性）：急性および慢性 C 型と他の特定されていない非 A 非 B 型 D 型（B 型肝炎ウイルスの合併感染のみにみられる） E 型 G 型	 標準予防策 接触予防策 標準予防策 標準予防策 標準予防策 標準予防策 標準予防策	
	カンジダ症（皮膚粘膜型を含むすべての型）	標準予防策	
	感染性海綿状脳症（⇒「クロイツフェルト - ヤコブ病 ,CJD, vCJD」を参照）		
き	Q 熱	標準予防策	
	キャンピロバクター胃腸炎（⇒「胃腸炎」を参照）		
	狂犬病	標準予防策	
	蟯虫症	標準予防策	
	ギランバレー症候群	標準予防策	
く	クラミジア・トラコマティス 結膜 性器（性病性リンパ肉芽腫） 呼吸器（生後 3 ヵ月未満の乳児）	 標準予防策 標準予防策 標準予防策	
	クラミジア肺炎	標準予防策	
	クリプトコッカス症		
	クリプトスポリジオーシス（⇒「胃腸炎」を参照）		
	クリミア - コンゴ熱（⇒「ウイルス性出血熱」を参照）		
	クループ（⇒乳幼児では「呼吸器感染症，急性」を参照）		
	クロイツフェルト - ヤコブ病，CJD，vCJD	標準予防策	
	クロストリジウム属 ウェルシュ菌 ガス壊疽 食中毒 クロストリジウム・ディフィシル（⇒「胃腸炎」を参照） ボツリヌス菌	 標準予防策 標準予防策 接触予防策 標準予防策	 罹患期間
け	結核 肺または喉頭疾患，確定 肺または喉頭疾患，疑い 肺外 , 排膿病変はない，髄膜炎 肺外 , 排膿病変 現在肺病変はないが皮膚テスト陽性	 空気予防策 空気予防策 標準予防策 空気予防策 ＋接触予防策 標準予防策	
	結膜炎 クラミジア 急性ウイルス性（急性出血性） 急性細菌性 淋菌性	 標準予防策 接触予防策 標準予防策 標準予防策	 罹患期間
	下痢，急性感染性が疑われる（⇒「胃腸炎」を参照）		
こ	呼吸器感染症 , 急性 (もし、他の箇所でカバーされていない場合） 成人 乳幼児	 標準予防策 接触予防策	 罹患期間
	抗菌薬関連大腸炎（⇒「胃腸炎，クロストリジウム・ディフィシル」を参照）		
	鉤虫症	標準予防策	
	喉頭蓋炎 , インフルエンザ菌による	飛沫予防策	有効な治療開始後 24 時間まで

	感染症と病態	様式	期間
	コクシジオイデス症 　肺炎 　排膿病変	 標準予防策 標準予防策	
	コックサッキーウイルス (⇒「腸管ウイルス感染」を参照)		
	コレラ (⇒「胃腸炎」を参照)		
	コロラドダニ熱	標準予防策	
	SARS に関連したコロナウイルス (SARS-CoV)（⇒「重症急性呼吸器症候群」を参照）		
さ	細気管支炎（⇒乳幼児では「呼吸器感染症，急性」参照）	接触予防策	罹患期間
	細菌性赤痢（⇒「胃腸炎」を参照）		
	サイトメガロウイルス感染症（新生児または免疫不全者を含む）	標準予防策	
	サル痘	空気予防策 ＋接触予防策	［空気］サル痘が確定されて，天然痘が除外されるまで ［接触］病変が痂皮化するまで
	サルモネラ症 (⇒「胃腸炎」を参照)		
	塹壕性口腔炎（ワンサン・アンギーナ）	標準予防策	
し	ジアルジア鞭毛虫症（⇒「胃腸炎」を参照）		
	子宮内膜炎	標準予防策	
	ジフテリア 　喉頭 　皮膚	 飛沫予防策 接触予防策	 24 時間空けて採取された 2 回の培養が陰性になるまで 同上
	重症急性呼吸器症候群（SARS）	空気予防策 ＋飛沫予防策 ＋接触予防策	罹患期間に加えて，呼吸器症状がみられないか改善していれば発熱が改善してから 10 日をプラスする。
	種痘疹（接種部位，ワクチン接種に引き続く副反応） 　接種部位のケア（自家接種部位を含む） 　種痘性湿疹 　致死的種痘疹 　全身性種痘疹 　進行性種痘疹 　接種後脳炎 　眼瞼炎または結膜炎 　虹彩炎または角膜炎 　種痘疹関連多形性紅斑（スティーヴンズ - ジョンソン症候群）	 標準予防策 接触予防策 接触予防策 接触予防策 接触予防策 標準予防策 標準予防策 ＋接触予防策 標準予防策 標準予防策	 病変が乾燥するまで
	住血吸虫病（ビルハルツ吸虫病）	標準予防策	
	条虫病 　有鉤条虫（豚肉） 　小型条虫 　その他	 標準予防策 標準予防策 標準予防策	
	褥瘡性潰瘍（⇒「圧迫潰瘍」を参照）		
	小児バラ疹（HHV-6 によってひきおこされる）	標準予防策	
	食中毒 　ウェルシュ菌 　ブドウ球菌性 　ボツリヌス中毒	 標準予防策 標準予防策 標準予防策	
	虱症 　頭部 　体部 　陰部	 接触予防策 標準予防策 標準予防策	 有効な治療開始後 24 時間まで
す	水痘	空気予防策 ＋接触予防策	病変が乾燥して痂皮化するまで

	感染症と病態	様式	期間
	髄膜炎 　インフルエンザ菌タイプ b，確定または疑い 　結核菌 　細菌性，グラム陰性，新生児 　真菌性 　髄膜炎菌，確定または疑い 　肺炎球菌 　無菌性（非細菌性またはウイルス性） 　（⇒「腸管ウイルス感染」も参照） 　リステリア菌（⇒「リステリア症」を参照） 　他の同定された細菌	 飛沫予防策 標準予防策 標準予防策 標準予防策 飛沫予防策 標準予防策 標準予防策 標準予防策 標準予防策	 有効な治療開始後 24 時間まで 有効な治療開始後 24 時間まで
	髄膜炎菌疾患：敗血症，肺炎，髄膜炎	飛沫予防策	有効な治療開始後 24 時間まで
	スポロトリクス症	標準予防策	
せ	性病性リンパ肉芽腫	標準予防策	
	せつ，黄色ブドウ球菌性 　幼児および年少小児	標準予防策 接触予防策	 有効な治療開始後 24 時間まで
	接合真菌症	標準予防策	
	節足動物媒介ウイルス性脳炎（東，西，ベネズエラ馬脳脊髄炎，セントルイス・カルフォルニア脳炎，ウエストナイルウイルス）およびウイルス熱（デング熱，黄熱，コロラドダニ熱）	標準予防策	
	先天性風疹	接触予防策	1 歳になるまで
	旋毛虫病	標準予防策	
そ	創感染症 　大きい 　局所，限定	 接触予防策 標準予防策	 罹患期間
	鼠径肉芽腫（ドノヴァン症，性病性肉芽腫）	標準予防策	
	鼠咬症	標準予防策	
た	帯状疱疹 　すべての患者において，播種性病変がみられる場合 　免疫不全患者において，限局性病変がみられる場合（播種性病変が除外されるまで） 　免疫システムが正常な患者において，限局性病変（病変が覆われている）がある場合	 空気予防策 ＋接触予防策 空気予防策 ＋接触予防策 標準予防策	 罹患期間 罹患期間 罹患期間
	大腸菌性胃腸炎（⇒「胃腸炎」を参照）		
	多剤耐性菌，発症または保菌（MRSA，VRE，VISA/VRSA，ESBL，耐性肺炎球菌など）	標準予防策 ＋接触予防策	
	単純ヘルペス 　新生児 　脳炎 　皮膚粘膜，再発性（皮膚，口，性器） 　皮膚粘膜，播種または原発性，重症	 接触予防策 標準予防策 標準予防策 接触予防策	 病変が乾いて痂皮化するまで 病変が乾いて痂皮化するまで
	炭疽病 　肺 　皮膚	 標準予防策 標準予防策	
ち	腸炎，クロストリジウム・ディフィシル（⇒「胃腸炎」を参照）		
	腸炎ビブリオ（⇒「胃腸炎」を参照）		
	腸管ウイルス感染（A 群および B 群コクサッキーウイルスおよびエコーウイルス）（ポリオウイルス以外）	標準予防策	
	腸球菌属（⇒疫学的に重大またはバンコマイシン耐性ならば「多剤耐性菌」を参照）		
	腸チフス（チフス菌）（⇒「胃腸炎」を参照）		
て	手足口病（⇒「腸管ウイルス感染」を参照）		
	デング熱	標準予防策	

	感染症と病態	様式	期間
	伝染性紅斑（⇒「パルボウイルス B19」を参照）		
	伝染性単核症	標準予防策	
	伝染性軟属腫	標準予防策	
	伝染性膿痂疹（オルフウイルス）	標準予防策	
	天然痘（⇒ワクチン接種された人々の管理には「種痘疹」を参照）	空気予防策 ＋接触予防策	罹患期間
と	トキシックショック症候群（ブドウ球菌疾患，連鎖球菌疾患）	標準予防策	
	トキソプラズマ症	標準予防策	
	トラコーマ，急性	標準予防策	
	トリコモナス症	標準予防策	
	トリインフルエンザ（⇒「インフルエンザ」を参照）		
な	軟性下疳	標準予防策	
に	二次性細菌感染（黄色ブドウ球菌，A 群 β 溶血連鎖球菌）	標準予防策 ＋接触予防策	
	尿路感染（腎盂腎炎を含む），尿カテーテルあり，またはなし	標準予防策	
ね	猫ひっかき病（良性接種性リンパ細網症）	標準予防策	
	熱傷皮膚症候群，ブドウ球菌性	接触予防策	罹患期間
の	脳炎もしくは脳脊髄膜炎（⇒それぞれの原因菌を参照）		
	膿痂疹	接触予防策	有効な治療開始後 24 時間まで
	膿瘍 　排膿，大量 　排膿，少量または限局	 接触予防策 標準予防策	 排膿期間
	ノカルジア症，　排膿病変もしくは他の症状	標準予防策	
	ノロウイルス胃腸炎（⇒「胃腸炎」を参照）		
は	肺炎 　アデノウイルス 　インフルエンザ菌，タイプ b 　　成人 　　幼児と小児（どの年齢も） 　ウイルス 　　成人 　　幼児と年少小児（⇒「呼吸器感染症，急性」を参照） 　クラミジア 　水痘 - 帯状疱疹ウイルス（⇒「水痘」を参照） 　ブルクホルデリア・セパチア 　　嚢疱性線維症の患者 . 気道への定着を含む 　　嚢胞性線維症のない患者（⇒「多剤耐性菌」を参照） 　ニューモシスティス・イロベジー 　A 型連鎖球菌 　　成人 　　幼児と年少小児 　黄色ブドウ球菌 　真菌 　髄膜炎菌性 　肺炎球菌 　多剤耐性（⇒「多剤耐性菌」を参照） 　マイコプラズマ（原発性非定型肺炎） 　レジオネラ属 　他に列挙されていない細菌（グラム陰性菌を含む）	 飛沫予防策 ＋接触予防策 標準予防策 飛沫予防策 標準予防策 標準予防策 接触予防策 標準予防策 飛沫予防策 飛沫予防策 標準予防策 標準予防策 飛沫予防策 標準予防策 飛沫予防策 標準予防策 標準予防策	 罹患期間 有効な治療開始後 24 時間まで 有効な治療開始後 24 時間まで 有効な治療開始後 24 時間まで 有効な治療開始後 24 時間まで 罹患期間
	梅毒 　潜在性，梅毒反応陽性で無症状 　皮膚と粘膜，先天性，原発性，二次性	 標準予防策 標準予防策	
	白癬（皮膚糸状菌症，皮膚真菌症，白癬）	標準予防策	

	感染症と病態	様式	期間
	破傷風	標準予防策	
	バベジア症	標準予防策	
	パラインフルエンザ感染症，幼児と年少小児の呼吸器	接触予防策	罹患期間
	パルボウイルス B19（伝染性紅斑）	飛沫予防策	
	ハンタウイルス肺症候群	標準予防策	
	ハンセン病	標準予防策	
ひ	非結核性抗酸菌 肺 創部	 標準予防策 標準予防策	
	ヒストプラズマ症	標準予防策	
	ヒトメタニューモウイルス	接触予防策	罹患期間
	ビブリオ・パラヘモリティクス（⇒「胃腸炎」を参照）		
	百日咳	飛沫予防策	有効な治療が始まってから５日間
ふ	風疹（⇒「先天性風疹」も参照）	飛沫予防策	発疹が始まってから７日まで
	ブドウ球菌疾患（黄色ブドウ球菌） 皮膚，創部，熱傷 大きい 小さい，または限局している 腸炎 多剤耐性（⇒「多剤耐性菌」を参照） 肺炎 熱傷様皮膚症候群 トキシックショック症候群	 接触予防策 標準予防策 標準予防策 標準予防策 接触予防策 標準予防策	 罹患期間 罹患期間
	ブラストミセス症（北アメリカ，皮膚，肺）	標準予防策	
	プリオン病（⇒「クロイツフェルト - ヤコブ病」を参照）		
	ブルセラ病（波状熱，マルタ熱，地中海熱）	標準予防策	
	糞線虫症	標準予防策	
へ	閉鎖腔感染症 開放ドレーンが留置され，排膿が限局性または少量 排膿がないか，閉鎖式ドレーンシステムが留置	 標準予防策 標準予防策	
	ペスト 腺ペスト 肺ペスト	 標準予防策 飛沫予防策	 有効な治療開始後 48 時間まで
	ヘルパンギーナ（⇒「腸管ウイルス感染」を参照）		
	鞭毛虫病	標準予防策	
ほ	蜂巣炎	標準予防策	
	胞虫症	標準予防策	
	ボツリヌス中毒	標準予防策	
	発疹チフス 発疹チフスリケッチア（流行性またはシラミ発疹チフス） 発疹熱リケッチア	 標準予防策 標準予防策	
	ポリオ（灰白髄炎）	接触予防策	罹患期間
ま	マイコプラズマ肺炎	飛沫予防策	罹患期間
	麻疹	空気予防策	発疹してから４日間，免疫不全患者では罹患期間
	マラリア	標準予防策	
	マールブルグ病（⇒「ウイルス性出血熱」を参照）		
む	ムコール症	標準予防策	
	ムンプス（感染性耳下腺炎）	飛沫予防策	発症後５日間まで

	感染症と病態	様式	期間
や	野兎病 肺 排膿病変	 標準予防策 標準予防策	
ら	ライ症候群	標準予防策	
	ライノウイルス	飛沫予防策	罹病期間
	ライム病	標準予防策	
	ラッサ熱（⇒「ウイルス出血熱」を参照）		
	ランブル鞭毛虫症（⇒「胃腸炎」を参照）		
り	リウマチ熱	標準予防策	
	リケッチア痘瘡（小胞性リケッチア症）	標準予防策	
	リケッチア熱，ダニ伝播（ロッキー山紅斑熱，発疹チフス）	標準予防策	
	リステリア症（リステリア属）	標準予防策	
	リッター病（ブドウ球菌性熱傷皮膚症候群）	接触予防策	罹病期間
	淋菌性新生児眼炎（淋菌性眼炎，新生児の急性結膜炎）	標準予防策	
	リンパ球性脈絡髄膜炎	標準予防策	
	淋病	標準予防策	
る	類鼻疽（すべての型）	標準予防策	
れ	レジオネラ症	標準予防策	
	レプトスピラ症	標準予防策	
	連鎖球菌疾患（A 群連鎖球菌） 皮膚，創部，熱傷 大きい 小さい，または限局している 子宮内膜炎（産褥性敗血症） 幼児および年少小児での咽頭炎 幼児および年少小児での猩紅熱 肺炎 重症侵襲性疾患	 接触予防策 ＋飛沫予防策 標準予防策 標準予防策 飛沫予防策 飛沫予防策 飛沫予防策 飛沫予防策	 有効な治療開始後 24 時間まで 有効な治療開始後 24 時間まで 有効な治療開始後 24 時間まで 有効な治療開始後 24 時間まで 有効な治療開始後 24 時間まで
	連鎖球菌疾患（B 群連鎖球菌），新生児	標準予防策	
	連鎖球菌疾患（A 群でも B 群でもない），他にリストされていない 多剤耐性（⇒「多剤耐性菌」を参照）	標準予防策	
ろ	ロタウイルス感染　（⇒「胃腸炎」を参照）		
	ロッキー山紅斑熱　（⇒「リケッチア熱，ダニ伝播」を参照）	標準予防策	
わ	ワンサン・アンギーナ（⇒「壊死性口内炎」を参照）	標準予防策	

索引

著者紹介

矢野邦夫（やのくにお）　浜松医療センター　副院長 兼 感染症内科長 兼 衛生管理室長

略歴：1981 年 3 月　名古屋大学医学部卒業
　　　1981 年 4 月　名古屋掖済会病院
　　　1987 年 7 月　名古屋第二赤十字病院
　　　1988 年 7 月　名古屋大学　第一内科
　　　1989 年12月　米国フレッドハッチンソン癌研究所
　　　1993 年 4 月　浜松医療センター
　　　1996 年 7 月　米国ワシントン州立大学感染症科　エイズ臨床短期留学
　　　　　　　　　　米国エイズトレーニングセンター臨床研修修了
　　　1997 年 4 月　浜松医療センター　感染症内科長（現職）
　　　1997 年 7 月　同　衛生管理室長（現職）
　　　2008 年 7 月　副院長（現職）

- 医学博士
- インフェクションコントロールドクター
- 感染症専門医　血液専門医　輸血学会認定医　内科認定医　エイズ学会認定医
- 浜松医科大学　臨床教授
- 神奈川県立保健福祉大学実践教育センター　非常勤講師
- 日本感染症学会，日本環境感染学会　評議員
- 日本エイズ学会，日本臨床微生物学会　会員

著書：秘伝！感染対策 院内レクチャーのコツ！（リーダムハウス），ねころんで読める CDC ガイドライン（メディカ出版），エビデンスに基づいた抗菌薬適正使用マニュアル（メディカ出版），感染制御の授業—30 日間基本マスター（ヴァンメディカル），感染制御 INDEX—100 の原則（ヴァンメディカル），エビデンスに基づく院内感染対策のための現在の常識（永井書店），HIV マニュアル（日本医学館），感染対策のレシピ（リーダムハウス）ほか多数

埋田聖子（うめたせいこ）　浜松市リハビリテーション病院　感染管理認定看護師 兼 看護課長

略歴：1982 年 3 月　聖隷学園浜松衛生短期大学　第 1 衛生看護学科　卒業
　　　1982 年 4 月　聖隷浜松病院　外科病棟
　　　1985 年 4 月　同上　手術室
　　　1993 年 4 月　同　中央滅菌材料室
　　　1999 年 5 月　同　看護課長・感染管理専任
　　　2003 年 8 月　感染管理認定看護師取得
　　　2010 年 6 月　浜松市リハビリテーション病院　手術室・中央材料滅菌室
　　　2012 年 1 月　同　看護課長・感染管理専任（現任）

ケア環境別 **できる感染対策**ー急性期病院・慢性期病院・在宅　Q&A で学ぶケア環境別感染防止のポイント

2014 年 11 月 1 日　初版発行

著　者　矢野邦夫・埋田聖子

発行者　多賀友次

定　価（本体 3,000 円＋税）

発行所　株式会社 **リーダムハウス**
〒 464-0841　名古屋市千種区覚王山通 8-48　セゾン覚王山 206 号
TEL 052-753-7675　FAX 052-753-7681　www.readam.co.jp

印刷・製本　広研印刷株式会社
ISBN978-4-906844-07-4 C3047　